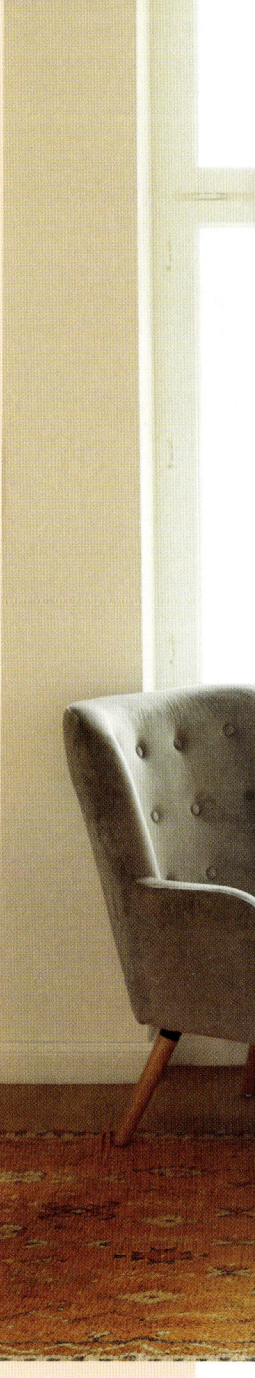

MEDITATION

74   RUHE BRINGT SCHWUNG

85   MEDITATION »GUTEN MORGEN, LEBEN«

86   HERBST-MEDITATION

88   HERZ-MEDITATION

BAUSTEINE FÜR DEINEN MORGEN

94   ROUTINEN FÜR EINEN KLAREN GEIST

102   ZEIT FÜR GENUSS

114   REINIGUNG FÜR KÖRPER UND SEELE

120   LASS DIE SONNE REIN!

ROUTINEN: DAS SAGT DIE WISSENSCHAFT

130   DIE GUTE MACHT DER GEWOHNHEIT

DER SECHS-WOCHEN-PLAN

140   DEIN NEUER YOGA-MORGEN

144   WOCHE 1: AUF DIE MATTE, FERTIG – NAMASTÉ!

147   WOCHE 2: DEN MORGEN-FLOW ETABLIEREN

150   WOCHE 3: DU ÄNDERST DICH UND DEIN UMFELD

152   WOCHE 4: DURCHHALTEN! DRANBLEIBEN!

155   WOCHE 5: ES WIRD LEICHTER. ES WIRD GEWOHNHEIT

157   WOCHE 6: WARUM EIGENTLICH AUFHÖREN?

159   UND ZUM SCHLUSS ...

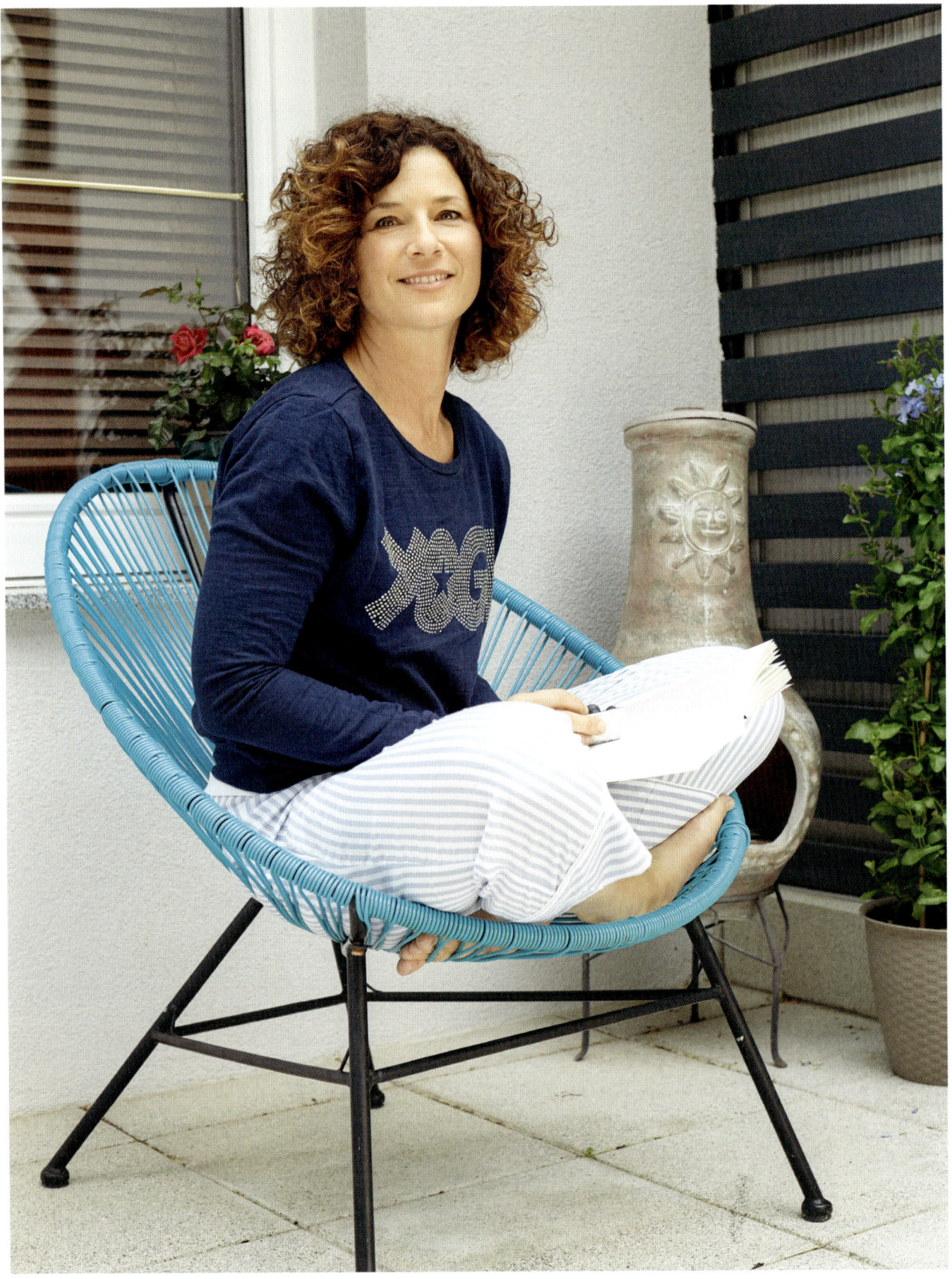

GUTEN MORGEN!

Mein Name ist Sandra König, ich bin Radiomoderatorin und Yogalehrerin. Beides aus Leidenschaft, denn ein Morgen, ohne mich in alle Richtungen durchzustrecken, ist für mich genauso undenkbar wie ein Morgen ohne Musik. Beides lässt mich lächelnd in meinen Tag starten, voller Vorfreude auf alles, was da noch kommt.

Dieses Buch ist kein Ratgeber. Ich sehe es eher als Inspirationsgeber. Vielleicht denkst du schon lange daran, morgens Yoga zu machen, oder du hast dir vorgenommen, früher aufzustehen und zu meditieren, vielleicht bist du auf der Suche nach kleinen, gesunden Ideen, um deine Tage mit mehr Energie zu beginnen. Meine Zauberformel, all das morgens unter einen Hut zu bringen, lautet: Routine. Klingt langweilig? Ist es nicht!

Ich bin sehr dankbar dafür, dass mein Morgen »automatisch« abläuft. Stell dir vor, du müsstest jede noch so kleine Entscheidung bewusst treffen – mit welchem Fuß du zuerst aus dem Bett steigst, ob du erst die linke oder die rechte Socke anziehst oder ob du genügend Zahnpasta auf deine Zahnbürste gedrückt hast. Unser Gehirn schaltet für diese Vorgänge auf »Morgenprogramm«. Jeder von uns hat eines, nicht immer tut es uns gut. Wie sich dieses Programm erweitern und abwandeln lässt, um dich freudvoll in den Tag starten zu lassen, möchte ich dir auf den folgenden Seiten zeigen. Meine Bausteine dazu sind Yoga, Meditation und ein gutes, kraftspendendes Frühstück. Dass das alles nicht zeitaufwendig ist, möchte ich dir auch zeigen: Schon ein paar Minuten täglich schenken dir Ruhe und Gelassenheit, halten dich fit und gesund und helfen dir, Balance zu finden – auf der Yogamatte und im Leben.

Herzlich willkommen in meinem Morgen! Können wir loslegen?

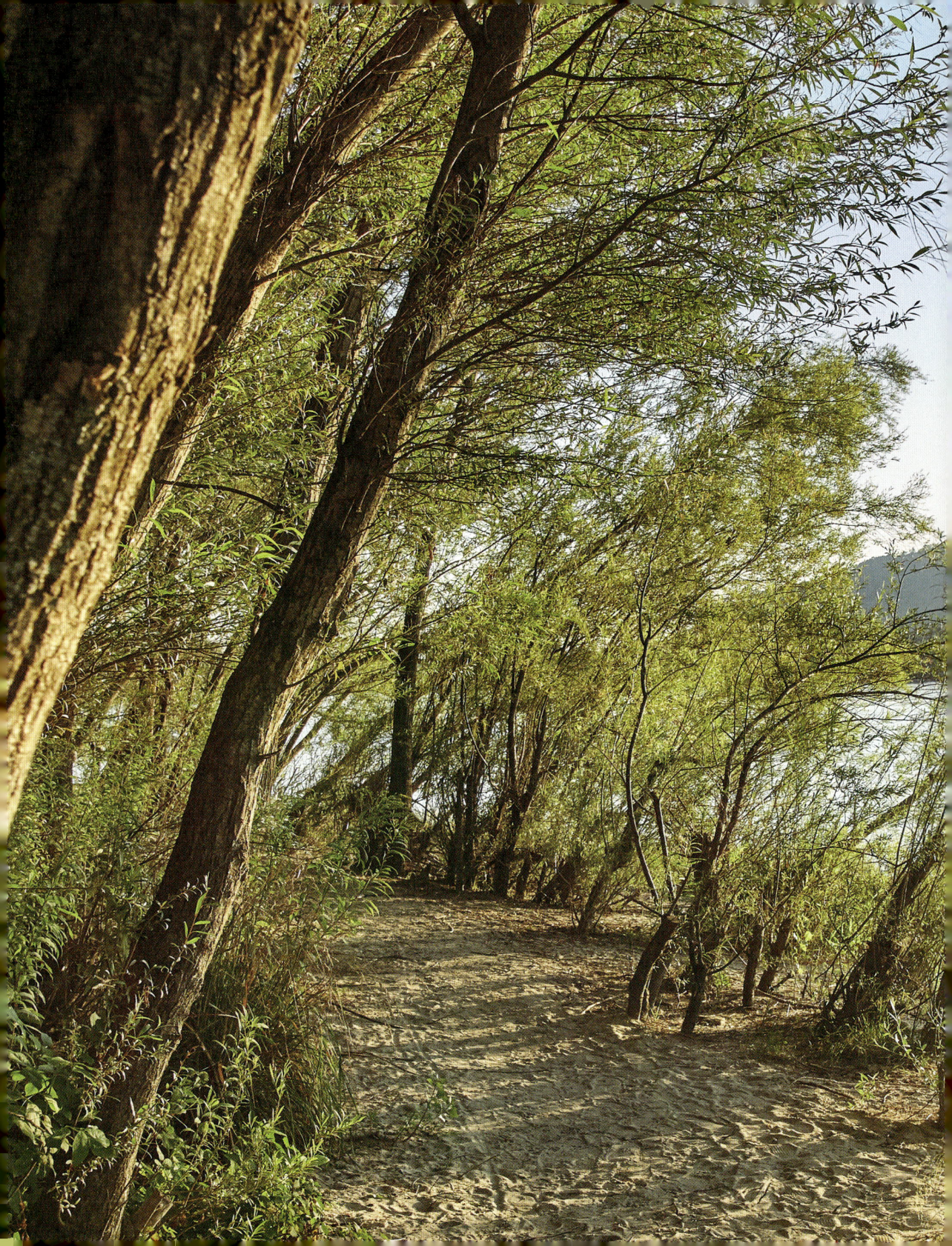

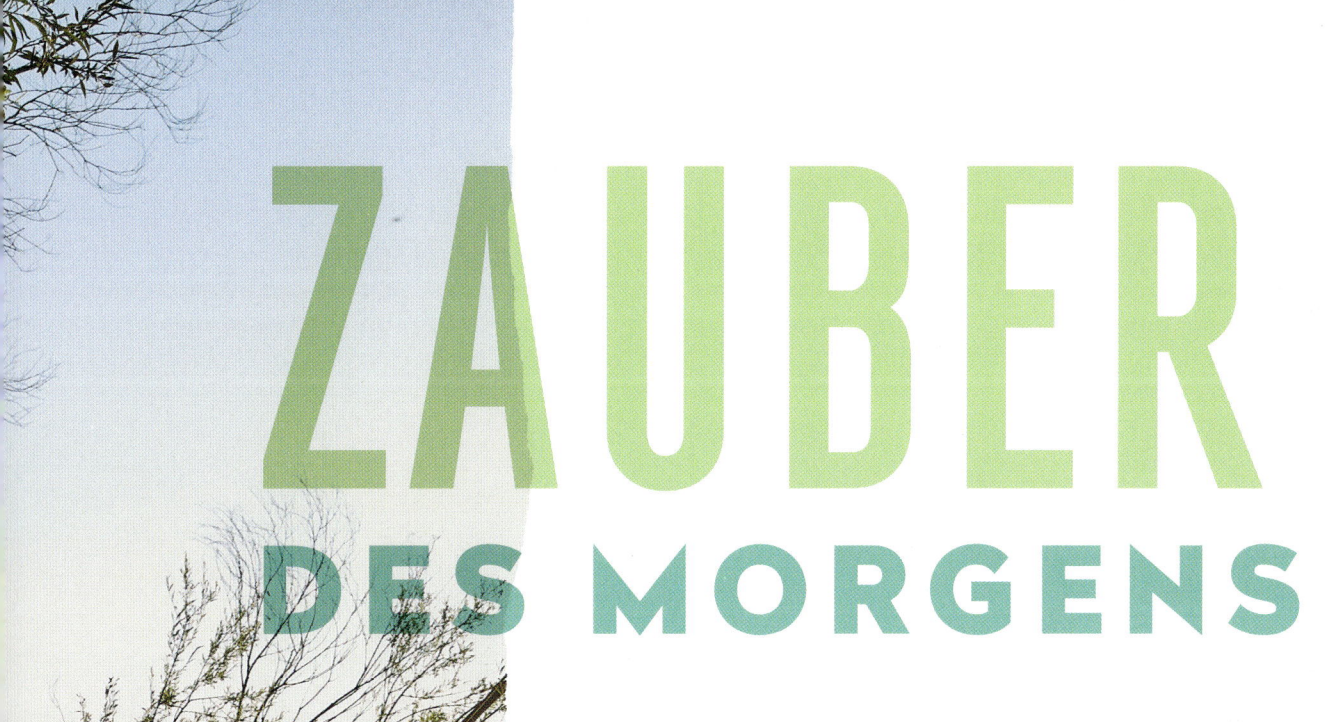

ZAUBER
DES MORGENS

Dieses Buch ist eine Liebeserklärung. Eine Liebeserklärung
an meine Lieblingszeit des
Tages, den Morgen. Denn an
jedem Tag unseres Lebens
öffnen wir – der eine früher,
die andere später – unsere
Augen, atmen ein, atmen aus
und haben es selbst in der
Hand: Was für ein Tag wird
das heute? Vielleicht ein
richtig guter.
Möge die Macht über deinen
Morgen mit dir sein!

MORGENROUTINEN

FÜR RUHE UND KRAFT

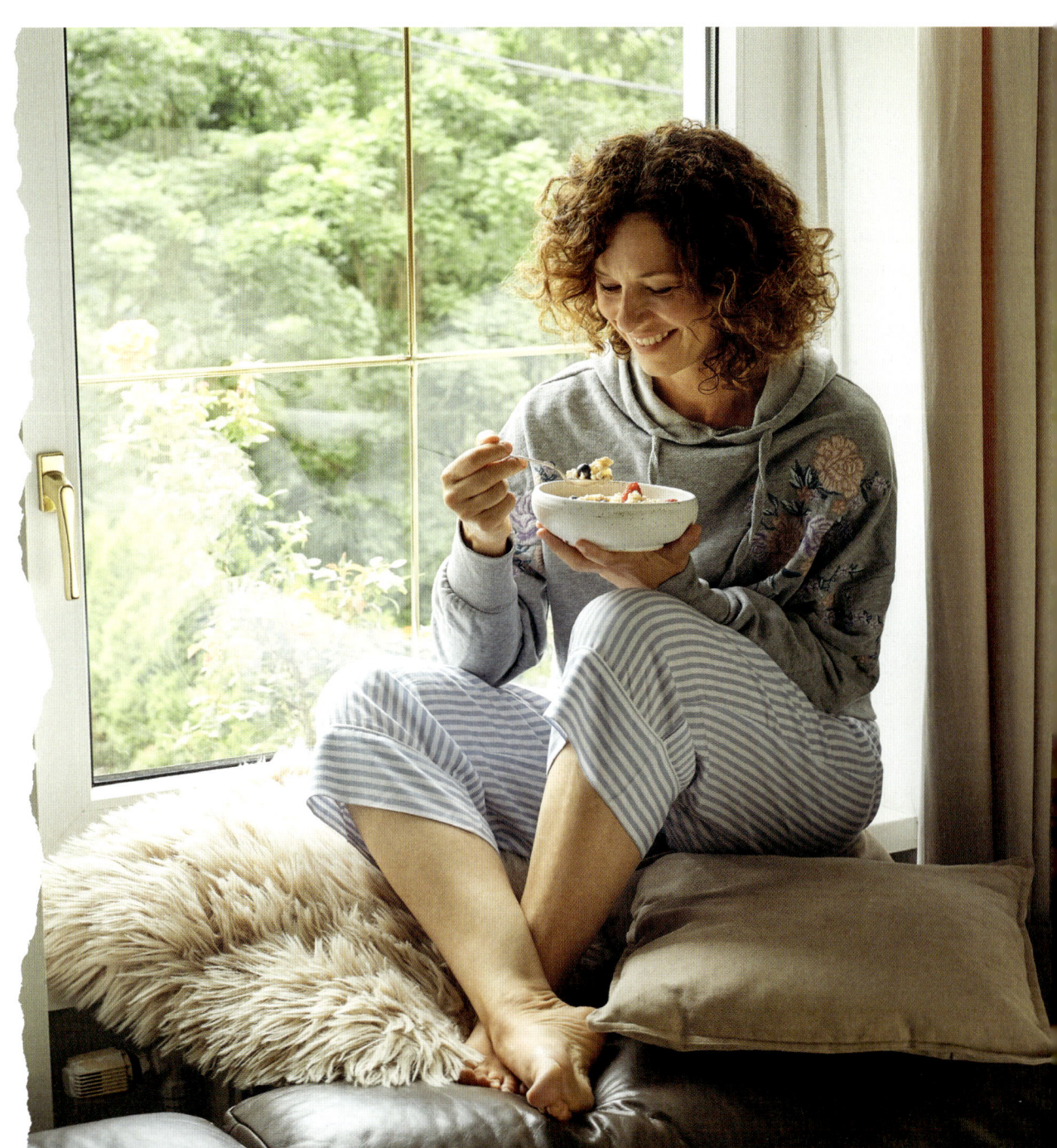

Ich verrate dir ein Geheimnis: Der frühe Wurm hat gar keinen Vogel. Und sich morgens Zeit für sich zu reservieren, um bewusst mit wohltuenden kleinen Routinen in den Tag zu starten, ist nicht egoistisch, sondern wertvoll und wegweisend.

Ja, es gibt sie. Tage, an denen du und ich voller Vorfreude aufstehen. Die Sonne scheint. Treffen mit lieben Menschen sind vereinbart. Du riechst frisch aufgesetzten Kaffee aus der Küche. Das Leben könnte nicht besser sein! Mit richtig viel Tatendrang und Vorfreude springst du aus dem Bett und stellst dich allen Herausforderungen, die im Laufe des Tages auf dich zukommen. Aber dann gibt es auch diese anderen Tage, an denen nicht alles mühelos und leicht von der Hand geht. Tage, an denen du genervt von Termin zum Termin hetzt. Spätestens mittags sagst du: »Heute bin ich mit dem falschen Fuß aufgestanden.«

Vielleicht beginnen diese Tage so: Das Smartphone weckt dich, nur kurz Nachrichten und Mails checken, aus dem Bett ins Bad, anziehen, schnell ein Kaffee, die Kinder versorgen. Die trödeln rum, du pflaumst sie an. Du hast deswegen ein schlechtes Gewissen, aber nicht mal dafür ist Zeit. Weiter zum Bus. Der ist schon weg. Während du auf den nächsten wartest, tauchen Zweifel auf: Hab ich zuhause zugesperrt? Ist der Herd aus?

Oder eventuell auch so: Abends bei einem Serienmarathon hängengeblieben. Die Nacht war kurz. Der Kopf brummt. Acht Mal die Schlummertaste gedrückt. Jetzt wird die Zeit knapp. Duschen, Zähneputzen, Frühstück ist gestrichen, dafür eine halbe Stunde im Stau. Da war ein Unfall im Frühverkehr. Mit jeder Minute, mit jedem Bremslicht steigt das Stresslevel. Zu spät, zu spät, schon wieder zu spät! Zu spät in der Arbeit, zu spät beim ersten Termin, die Mittagspause fällt flach, dafür stellt sich das Gefühl ein, ständig unter Druck zu stehen. Nichts geht mehr.

Du hättest das gern anders? Dann bist du hier richtig!

»DIE ERSTE MORGEN-STUNDE IST DAS STEUERRUDER DES TAGES.«

AURELIUS AUGUSTINUS

DEN MORGEN ZURÜCKEROBERN

Du kennst das sicher: Immer erreichbar sein, immer funktionieren – wir leben in einer Welt, die das von uns verlangt. Scheinbar jedenfalls. Wir sollen über die Vergangenheit nachdenken und uns um die Zukunft sorgen, nachhaltig leben und effizient kommunizieren, dabei immer freundlich sein. Wir sollen möglichst sofort auf Nachrichten und Posts reagieren und natürlich Likes auf Instagram und Facebook sammeln. Das alles kann uns schon mal an unsere Grenzen bringen. Was aber, wenn wir morgens für einen Moment die Stopptaste drücken? Wenn wir versuchen, den Tag im Hier und Jetzt zu beginnen, uns auf die Gegenwart zu konzentrieren? Wenn wir uns eine kleine Routine zurechtlegen, die uns eine Atempause verschafft, unsere Intuition und unseren inneren Kompass wiederzufinden? Und darauf zu vertrauen, dass uns dieser Kompass einen Weg zeigt, mit allem fertig zu werden, was uns im Laufe des Tages begegnet.

Gerade weil sich unsere Arbeitszeiten immer mehr ausdehnen, zum Teil schon auf dem Weg ins Büro beginnen und am Abend mit Hausarbeit enden, bleibt sehr wenig Zeit für uns selbst. Ich habe eine Möglichkeit gefunden, die ersten Momente des Tages für mich selbst zu reservieren. So gewinne ich Zeit, in der ich mich ungestört meiner Welt und mir selbst widmen kann. Dabei geht es mir nicht unbedingt um Selbsterkenntnis und Selbstentfaltung, sondern um ein Ja-Sagen zu mir und meinen Bedürfnissen. Um einen achtsamen und wertschätzenden Umgang mit mir selbst, der mir hilft, mich besser zu spüren – von der ersten Minute des Tages an.

ZURÜCK AN DEN START

Du wachst auf, weil das Vogelgezwitscher immer lauter wird. Die ersten Sonnenstrahlen blitzen durch den Vorhang. Du atmest tief ein und tief aus. Kommst langsam zu dir. Streckst dich einfach mal durch. Du bist ganz still und hörst nur zu, wie die Welt um dich herum langsam aufwacht. Ein unberührter Tag liegt vor dir. Ein Tag mit 1.000 Möglichkeiten, ihn zu einem großartigen Tag zu machen. Was hast du zu tun? Was willst du tun? Und wie legst du los? – Alles liegt vor dir. Wie wunderbar!

Zugegeben: An jedem Morgen, an dem mein Wecker um 4 Uhr morgens läutet und mich aus dem Tiefschlaf reißt, denke ich: »Echt jetzt? Nein!« Magisches Erwachen fühlt sich definitiv anders an. Nur bin ich erstens an den meisten Tagen schon ein paar Minuten davor munter. (Danke, innere Uhr!) Und zweitens ist das tatsächlich nur der allererste Gedanke. Sobald ich das kuschelige Bett verlassen habe, freue ich mich auf den neuen Tag. Auf neue Möglichkeiten, neue Erlebnisse, neue Gespräche, neue Erfahrungen, liebe Menschen, aber zu allererst auf meine liebe, vertraute Morgenroutine.

Ich habe mir nämlich einen kleinen Ablauf zurechtgezimmert, der mir die Energie bringt, mich all den kleinen und großen Herausforderungen zu stellen, die im Laufe des Tages auf mich zukommen. Gerade morgens nicht nachdenken zu müssen, in aller Ruhe einen gewohnten Schritt nach dem anderen zu machen, eine erprobte Aktion nach der anderen zu setzen, hilft mir dabei, mich zu fokussieren und mühelos und entspannt zu starten. Genau das ist bei meinem Job wesentlich.

Wie soll ich im Radio ab 5 Uhr morgens gute Laune verbreiten, wenn ich mich selbst fühle, als hätte mich jemand durch den Fleischwolf gedreht? Derart früh aufzustehen erfordert, ich geb's zu, etwas Disziplin, und genau die erleichtere ich mir durch Organisation, die schon am Vorabend beginnt. Ja, ich plane meinen Tag im voraus. Und zwar ganz genau, mit dem guten alten Hausmittel »Liste«. Schon abends schreibe ich auf, welche Termine am nächsten Tag anstehen, was ich einkaufen muss und kochen werde. Ich lege mir sogar meine Kleidung für den nächsten Tag raus. An Tagen, an denen ich keine Sendung habe, mache ich es nicht anders, zelebriere aber jeden einzelnen Schritt. Genüsslich nehme mir etwas mehr Zeit für Yoga und Meditation und den ersten Kaffee auf der Couch oder am Fenster bei Sonnenaufgang. Auch wenn meine gesamte Familie zu Hause ist, versuche ich vor allen anderen und in Ruhe aufzustehen. Wobei ich gerade die ersten noch verträumten Minuten mit meinen Kids besonders genieße. Prinzipiell ändert sich an meiner Morgenroutine also nichts, abgesehen von der Dauer und dem Startpunkt. Vor allem das ruhige Aufstehen, die Zeit auf der Yogamatte, das Visualisieren geben mir die Kraft, meinen Job, meine Familie, meine sportlichen Ambitionen und all meine Projekte unter einen Hut zu bringen.

OB MEIN START IN DEN TAG IMMER SO POSITIV WAR?

Ganz ehrlich? Nein. Jahrelang habe ich mir Sorgen gemacht, mit Selbstzweifeln gekämpft und hatte das Gefühl, nicht genügen zu können. In der Öffentlichkeit zu stehen und Tag für Tag beurteilt und bewertet zu werden, hat mir schlaflose Nächte bereitet. Dementsprechend kaputt war ich morgens. Irgendwann hat mein Körper nicht mehr mitgespielt und das Ergebnis war eine Autoimmunerkrankung. Der Stress hat Lichen ruber ausgelöst, eine Hautkrankheit, die schubweise kommt und geht und gegen die die klassische Medizin kein Mittel kennt. Ich war ausgelaugt, müde und krank. Ich habe mich in meiner Haut im wahrsten Sinne des Wortes nicht mehr wohlgefühlt. Also bin ich von einem Arzt zum nächsten gelaufen. Praktische Ärzte, Hautärzte, Allergiezentren, Homöopathen, ganzheitliche Mediziner – ich habe nichts ausgelassen. Ich habe alle Cremes und Salben probiert, sogar Nahrungsmittelunverträglichkeiten ausgetestet und auf ein Lebensmittel nach dem anderen verzichtet. Das einzig wirksame Mittel gegen diese juckenden roten Punkte am ganzen Körper

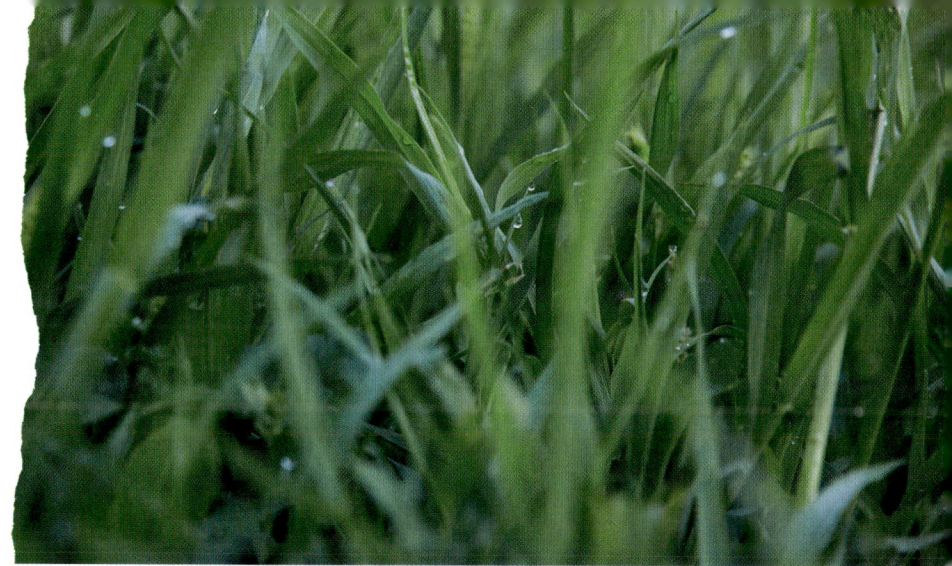

Yin und Yang, Licht und Dunkelheit, Bewegung und Ruhe. Gegensätze, die einander brauchen. Wie ist dein Tag aufgeteilt?

war, Kortison zu schlucken, mit all seinen Nebenwirkungen. Auf Dauer war das keine Lösung. Also habe ich nach Alternativen gesucht. Eine Krankheit, so dachte ich, die von meinem eigenen Körper ausgelöst wird, muss doch auch von mir selbst in den Griff zu bekommen sein. Also habe ich mich auf die Suche gemacht und einen Weg gefunden, mich wieder wohlzufühlen, wieder in Balance zu kommen und meine Kraft und Energie wiederzufinden.

Den Anstoß zu dieser Veränderung hat mir eine TCM-Ärztin gegeben. Sie malte mir das Yin-Yang-Zeichen auf und sagte: »Sandra, siehst du das? Yang ist das aktive, impulsgebende Prinzip und wird als männlich bezeichnet. Es steht für Sonne, Tag, Licht und Bewegung. Yin verkörpert die passive, nach innen gerichtete Energie und gilt als weiblich. Yin steht für Nacht, Dunkelheit und Stille. Beide Teile haben einen gleich großen Anteil. Sieh das Zeichen als Uhr: 12 Stunden Aktion, 12 Stunden Ruhe. Wie ist dein Tag? Wann herrscht bei dir Erholung und Stille und wie lange?« Das hat mir zu denken gegeben. Ich schlief damals fünf, sechs Stunden, hatte also durchschnittlich sechs Stunden zu wenig Ruhe und Erholungsphase. Mit einer großen Portion Motivation, einer Idee von meinem »neuen« Leben und einem TCM-Ernährungsplan bin ich von der Ärztin nach Hause gegangen. Ich habe meine Ernährung umgestellt, lebe seit 2017 vegan und habe Yoga als Ruhepol in mein Leben integriert. Das Allerwichtigste aber war Struktur – und deshalb beginne ich jeden Tag mit meiner geliebten Morgenroutine. Diese Routine möchte ich gerne mit dir teilen. Vielleicht bringt sie ja auch dich in Schwung – egal wo du gerade stehst.

Stress verursachte die Auto-Immunkrankheit, die Auto-Immunkrankheit verursachte Stress. Aus so einem Teufelskreis herauszufinden, ist schwer. Aber es ist mir gelungen!

DER FRÜHE MORGEN

UND SEIN VERSPRECHEN
AN DEN TAG

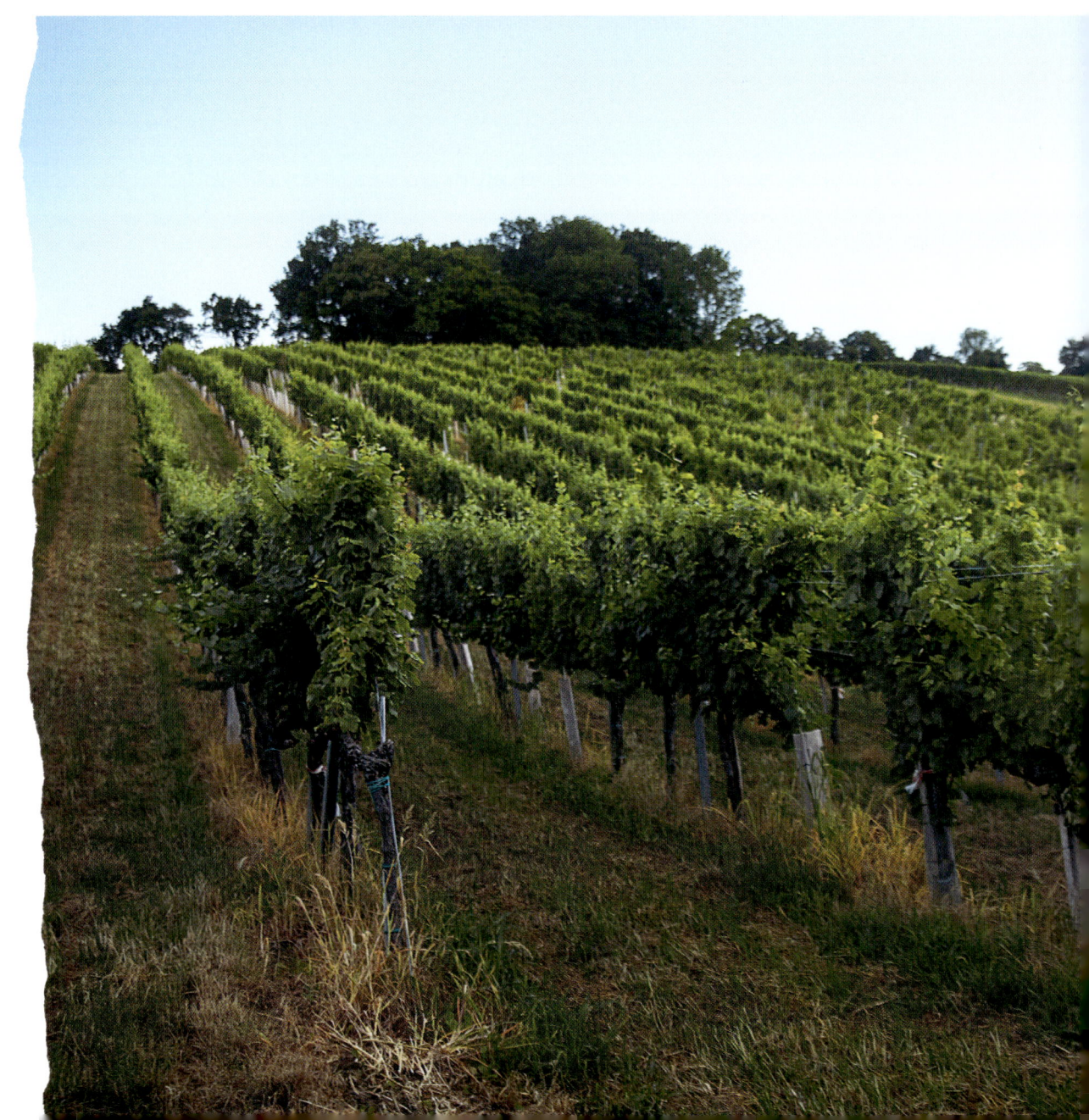

Nachteule oder Lerche – das ist natürlich immer die Frage. Aber macht es Sinn, seinen Tagesrhythmus zu überdenken? Ganz sicher.

Entweder man ist ein Morgenmensch oder eben nicht. Darüber gibt es unzählige Studien. Aber Frühaufsteher zu sein, hat viel für sich. Jeder kennt den Spruch: »Der frühe Vogel fängt den Wurm«, und auch: »Morgenstund' hat Gold im Mund.« Leidenschaftliche Langschläfer denken sich an dieser Stelle: »Ja, eh.« – Frühaufsteher, so sagt man, sind erfolgreicher. Vielleicht, aber darum geht es mir gar nicht. Die Frage, die ich mir stelle, ist: Bin ich, wenn ich den Morgen für mich nutze, zufriedener und fokussierter? Fühle ich mich dann wohler? Von meiner Seite kommt dazu ein klares Ja! Und außerdem haben gerade die frühen Morgenstunden für mich einen ganz besonderen Zauber.

DIE WISSENSCHAFT DES FRÜHAUFSTEHENS

Unser Schlaf-Wach-Rhythmus wird vom Tageslicht beeinflusst. Gehen wir früh schlafen und stehen wir auch früh auf, sollten wir prinzipiell besser schlafen. Dafür sorgt das Zusammenspiel des Schlafhormons Melatonin und des Stresshormons Cortisol. Die sogenannte Zirbeldrüse in unserem Gehirn steuert unsere innere Uhr, reguliert den Schlaf und erhöht unsere Intuition. Diese kleine Drüse schüttet in der Nacht bzw. bei Dunkelheit vermehrt Melatonin aus. Mit Tagesanbruch sinkt der Melatoninspiegel, verbunden mit einem gleichzeitigen Anstieg des Cortisolspiegels. Cortisol ist ein Hormon, das in der Nebennierenrinde gebildet wird. Je nachdem wie lang die Tage sind, ob Sommer oder Winter, ist der Höhepunkt der natürlichen Cortisolproduktion etwa um 6.30 Uhr erreicht. Genau dann, wenn auch nur noch wenig Melatonin in unserem Blut vorhanden ist. Aus hormoneller Sicht ist das der Zeitpunkt, um durchzustarten. Nutzen wir dieses frühe Hoch für Bewegung und Meditation, können wir die Konzentration und Motivation für den ganzen Tag steigern.

FRÜHAUFSTEHEN ALS SCHLÜSSEL ZU MEINEM TAG. AUCH ZU DEINEM?

Mich hat das Wissen um die hormonellen Vorgänge in meinem Körper enorm erleichtert. Es bedeutet nämlich, dass ich im Prinzip alles in mir habe, um morgens richtig losstarten zu können. Ich muss es nur nutzen. Ich muss es sozusagen für mich »zähmen«, dann bekomme ich viel geschenkt: Zeit, um lang zu duschen zum Beispiel, Lieblingsmusik oder den Lieblingsradiosender zu hören und mich gemütlich anzuziehen. Zeit, um gut und ausreichend zu frühstücken, um meinem Stoffwechsel den Takt für den restlichen Tag vorzugeben. Zeit, um mit Optimismus und Dankbarkeit auf das zu schauen, was um mich ist. (Dankbarkeit hat übrigens eine ähnliche Wirkung wie die Einnahme von Antidepressiva – das nur nebenbei.) Zeit für den Partner und die Familie, dafür, mit dem Herzensmenschen und dem Nachwuchs zu frühstücken, sich über den anstehenden Tag auszutauschen. Zeit, dafür zu sorgen, dass die Kleinen auch mit richtig gepackter Schultasche losziehen. Und da gibt es sicher noch viel mehr. Noch Lust, die Schlummertaste zu drücken?

WIE WÄRE ES MIT EINEM SELBSTVERSUCH?

Du könntest das frühe Aufstehen ja mal ein paar Tage ausprobieren und schauen, ob sich etwas verändert, ob dir ein Leben im Einklang mit der Sonne – also aufzustehen, wenn es hell wird, und zur Ruhe zu kommen, wenn es dunkel wird – guttut. Aber ich halte es auch für wichtig, rücksichtsvoll mit dir zu sein. Wenn Frühaufstehen für dich der absolute Horror ist, dann quäle dich nicht. Wenn du den Morgen aber für dich als Ressource nutzen möchtest, musst du unter Umständen doch über deinen Schatten springen. Es ist gar nicht so schwer. Ich habe fünf ganz einfache Tipps für dich, wie du leichter aus den Federn kommst:

Mich hat das Wissen um die hormonellen Vorgänge in meinem Körper enorm erleichtert.

1. Gib der Snooze-Taste keine Chance!
Wenn du früh aufstehen möchtest, stellst du dir natürlich den Wecker. Der Haken an der Sache ist nur, dass er sich wahrscheinlich direkt neben deinem Bett und damit in Greifdistanz befindet. Sobald das nervige Ding morgens losgeht und deinen Schlaf abbrechen möchte, ist

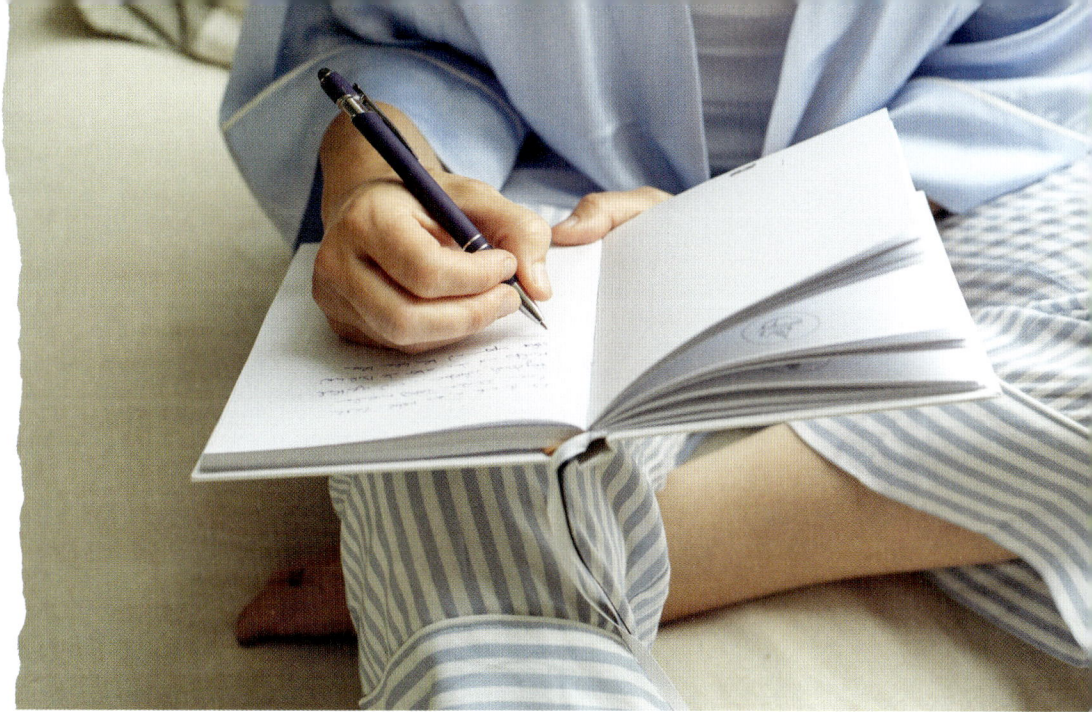

Listen sind genial! Sie helfen, den Überblick zu bewahren und sie motivieren. Schreibe alle Vorteile nieder, die dir ein früher Start in den Tag bringt.

die Versuchung riesig, den Wecker einfach auszuschalten und weiter-zudösen. Damit das nicht passiert, könntest du dein morgendliches Lärmgerät am Abend vorher auf die andere Seite des Zimmers stellen. Auf diese Weise bist du gezwungen aufzustehen, um den Weck-ton auszuschalten – und die Snooze-Taste hat keine Chance.

2. Lass den Tag rein!

Jeder von uns ist schon mal abends eingeschlafen und hat verges-sen, die Jalousien runterzuziehen. Wie wäre es, wenn du absichtlich »vergisst«? Lass die Vorhänge offen, die Jalousien oben. Wenn du ge-weckt wirst, weil dein Zimmer bereits hell ist, ist Weiterschlafen gar nicht mehr so einfach. Den gleichen Effekt erzielst du, unabhängig vom Sonnenstand, wenn du die Zimmerfenster offen lässt. Wenn dei-ne Umwelt erwacht, wirst auch du munter – egal ob dich Vogelge-zwitscher oder der Berufsverkehr in der Stadt weckt.

3. Schreib dir einen Schummelzettel!

Nimm dir fünf Minuten Zeit und erstelle eine Liste mit allen Vorteilen, die du dadurch hast, dass du früher in den Tag startest. Notiere dir jede Kleinigkeit! Du wirst überrascht sein, wie lang die Liste ist. Gehe sie eine Woche lang täglich durch, wahrscheinlich fallen dir immer neue Dinge ein. Dadurch kann sich dein Wunsch nach frühem Aufstehen in deinem Unterbewusstsein verankern.

4. Mach den Morgen harmlos!

Das frühe Aufstehen ist manchmal deshalb so schwer, weil du keine Lust auf das ganze Prozedere am Morgen hast. Deshalb könntest du am Abend, bevor du schlafen gehst, schon einige Schritte für den nächsten Morgen vorbereiten: die Wäsche rauslegen, den Frühstückstisch decken, das Bad vorbereiten oder die Yogamatte ausrollen. Nimm dir schon am Vorabend Arbeit für den kommenden Morgen ab. Dadurch wirkt der Aufstehprozess harmloser und einfacher.

5. Und jetzt: Alles Routinesache!

Wenn deine ersten Schritte am Morgen schon feststehen, bevor du dein gemütliches Bett in die große unsichere Welt verlässt, wird das Aufstehen garantiert einfacher. So bist du vor Überraschungen gefeit (Morgenmuffel hassen unvorhergesehene Dinge unmittelbar nach dem Aufstehen!), und schon ist es da – dein festes Morgenritual als perfekte Basis für einen ruhigen, sicheren Start in den Tag.

»LAUFE NICHT DER VERGANGENHEIT NACH, VERLIERE DICH NICHT IN DER ZUKUNFT. DIE VERGANGENHEIT IST NICHT MEHR. DIE ZUKUNFT IST NOCH NICHT GEKOMMEN. DAS LEBEN IST HIER UND JETZT.«

LAOTSE

ZUR MORGENSHOW-MODERATORIN GEBOREN

Seit 2007 ist es mein Beruf – nein, meine Berufung – Österreich im Radio in den Tag zu begleiten. Ein Job, der mir auf den Leib geschneidert ist, denn ich gestehe: Ich war schon immer eine Frühaufsteherin. Schon als kleines Mädchen habe ich mich in den Ferien vor allen anderen aus dem Bett geschlichen, um ja nichts vom Tag zu verpassen. Sobald die Sonne durch den Vorhang geblitzt hat, war es für mich eine Qual, liegen bleiben zu müssen. Was könnte ich nicht schon alles erleben? Und dieses wunderbare Gefühl, dass jeden Morgen ein noch unbeschriebenes Kapitel meines Lebens vor mir liegt, habe ich noch immer.

Was gestern war, ist vorbei, heute ist jetzt und neu und bietet so viele Möglichkeiten. Jeder von uns erlebt Zeiten, die von Sorgen und Ängsten geprägt sind, von Verlusten und Krisen. Aber sich die Decke über den Kopf zu ziehen und einfach liegen zu bleiben, ist in den seltensten Fällen ein Lösungsansatz, der uns dauerhaft weiterbringt. Wie heißt dieser Spruch noch mal? »Hinfallen, aufstehen, Krone richten, weitergehen.« Na gut, wirst du dir jetzt vielleicht denken, eine Frau mit Traumjob und zwei gesunden Kindern hat leicht reden. – Ich bin aber nicht nur die Frau mit dem Traumjob. Ich bin auch noch das kleine Mädchen, das mit zehn Jahren ihren geliebten Vater verloren hat. Herzinfarkt, ganz plötzlich. Ein Verlust, der für mich und mein Leben prägend war. Wenn das Leben schon in jungen Jahren von heute auf morgen vorbei sein kann, worauf soll ich dann warten? Warum kann ich nicht einfach loslegen? Warum soll ich nicht probieren, meine Leidenschaften und Hobbys zu meinem Job zu machen? Warum soll ich der Vergangenheit nachhängen, wo die Sonne doch jeden Tag neu aufgeht?

Ich habe schon als kleines Mädchen für mich entschieden, lächelnd nach vorne zu blicken – ganz sicher auch, weil mich der Blick zurück traurig gemacht hat. Aber auch, weil mein Vater garantiert nicht gewollt hätte, dass ich verzweifle. Er hätte sich gewünscht, dass seine kleine Tochter fröhlich die Welt erobert und ihre Träume verwirklicht. Ich bin mir da absolut sicher. Gemeinsam haben wir morgens immer Radio gehört, gefrühstückt und unsere Tage geplant. Jetzt bin ich die, die aus dem Radio spricht, die informiert, die zu motivieren versucht und hoffentlich ein Lächeln in das Gesicht der Hörer zaubert. Die Liebe meines Vaters zur Musik und zum Radio hat sich auf mich übertragen und ist zu meinem Beruf geworden. Ein Beruf, der mir Freude bereitet und mit dem ich Freude bereiten kann. Jeden Morgen.

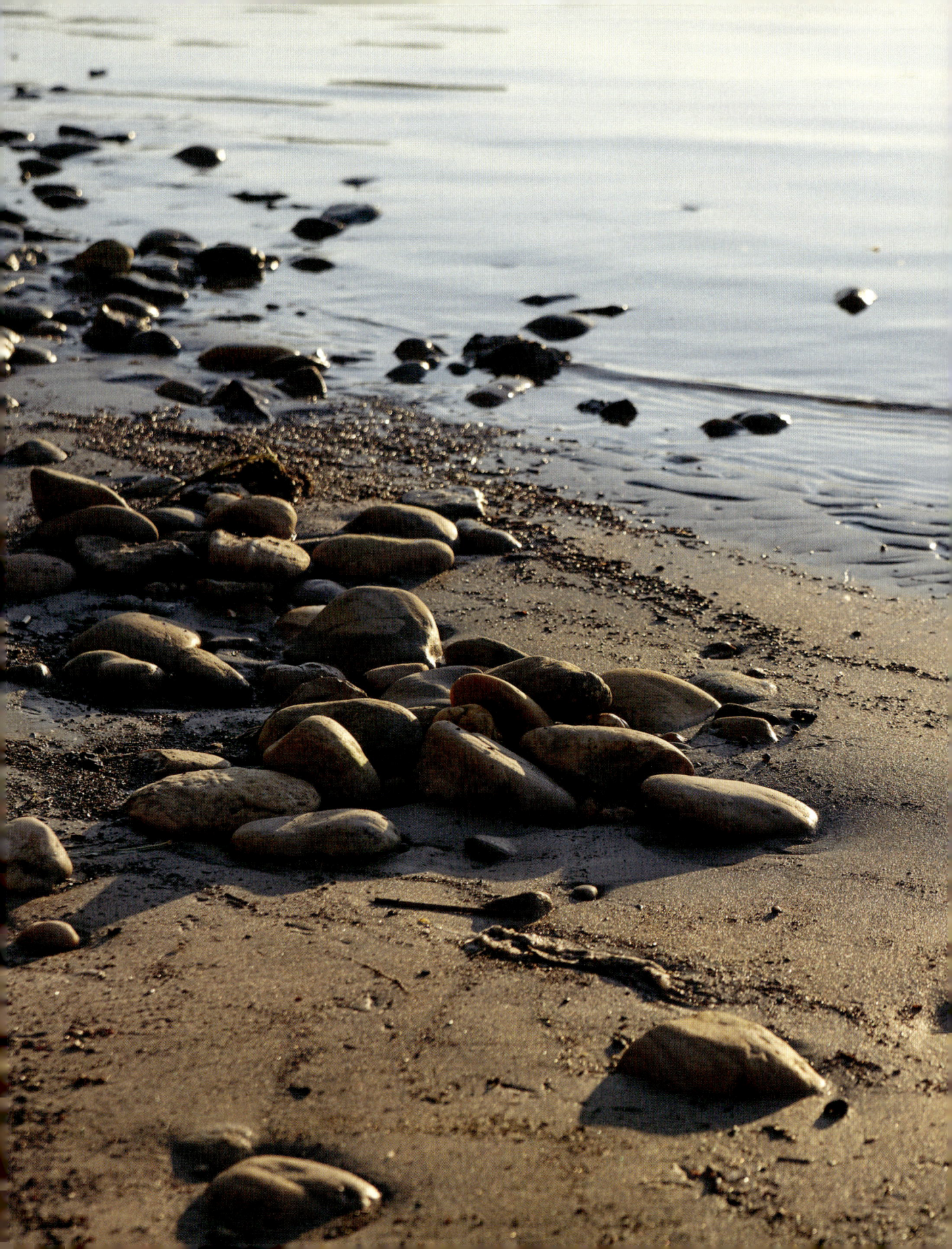

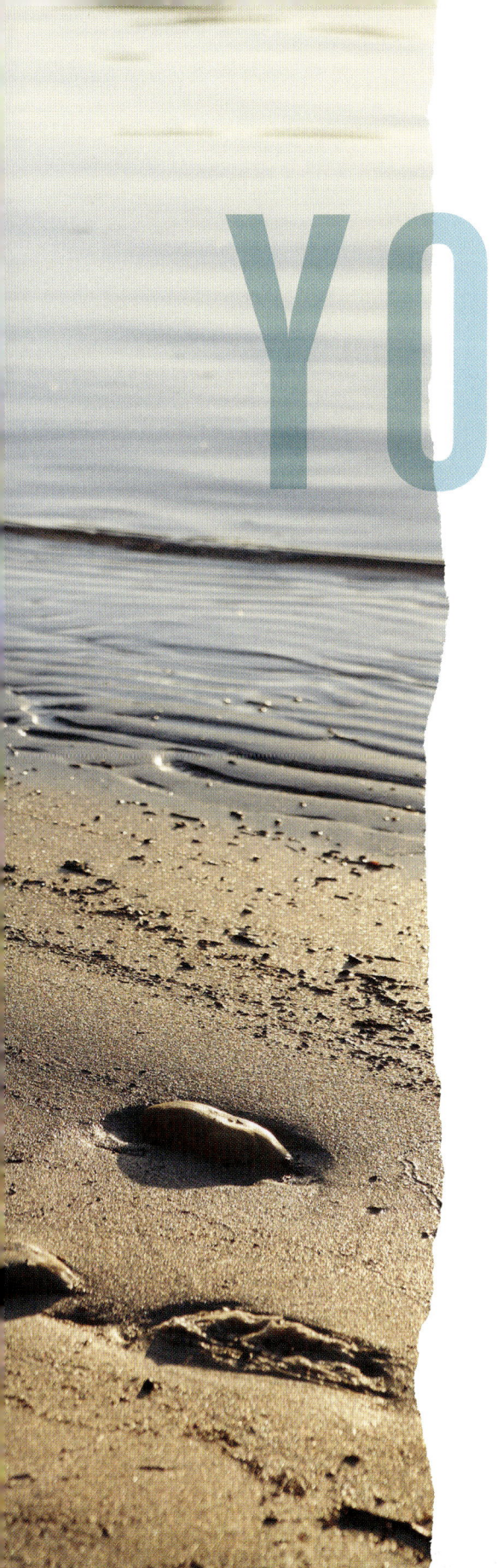

YOGA

»Für Yoga bin ich zu unbeweglich.« – »Namasté,
ja sicher. Ich trinke lieber
Kaffee.« – »Beim Yoga sind
alle anderen so viel besser.«
Ich habe schon sehr viele
Gründe gehört, warum Yoga
nicht das Richtige ist.
Liebe Yoga-Muffel, ihr verpasst etwas Großartiges!

MEHR ALS EIN
TRENDSPORT

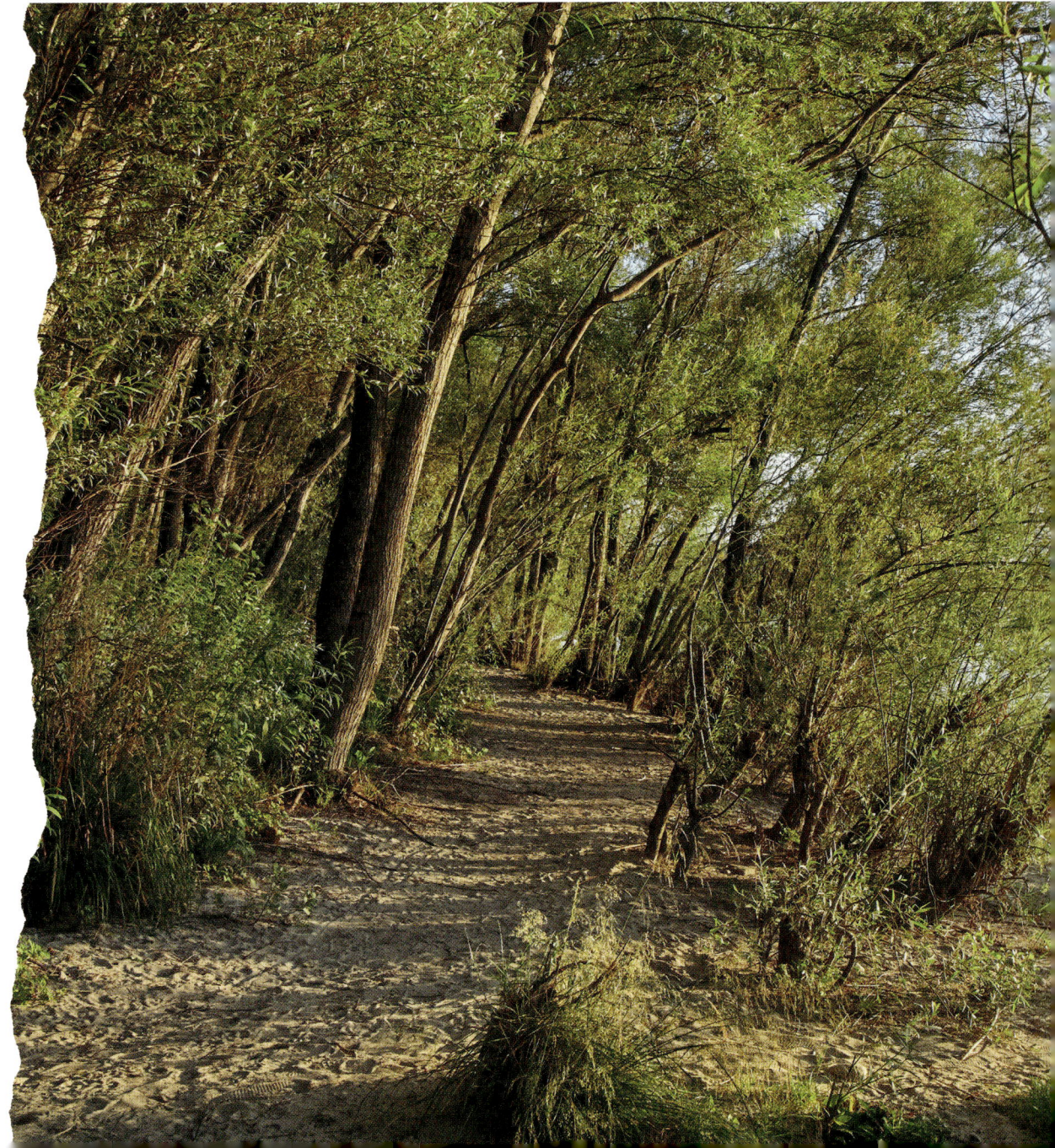

Flexibilität, Stabilität, Leichtigkeit, Gleichgewicht und Klarheit – das wünschen wir uns in Beziehungen und im Leben. All das sind Qualitäten, die wir im Yoga üben. Jede Minute auf der Yogamatte ist eine gewonnene Minute. Probier es doch mal aus!

»Yoga, hmmm. Na gut, warum nicht mal ausprobieren?« – Nie und nimmer hätte ich mir träumen lassen, was in meiner ersten »Schnupperstunde« auf mich zugekommen ist: 90 Minuten Bikram-Yoga, 26 Positionen bei fast 40 Grad Raumtemperatur. Ich habe in meinem ganzen Leben noch nie so geschwitzt! Den Hot Room, den aufgeheizten Yogaraum, nicht fluchtartig zu verlassen, war eine echte Herausforderung – und meine Bewunderung für die Yogis in der ersten Reihe grenzenlos. Atmung und Bewegung perfekt abgestimmt. Jede Position trotz Hitze exakt ausgeführt. Aber ich habe durchgehalten und bin wiedergekommen. Wieder und wieder und wieder. Zu Beginn nicht regelmäßig. Mal waren die Kinder krank, mal konnte ich einfach nicht zwei Stunden von zuhause weg, mal war es mir zu heiß, mal war ich zu müde. Trotzdem habe ich von der ersten Stunde an gespürt, wie gut mir Yoga tut. Wie ausgepowert ich nach einer Yogaklasse bin, aber auch wie gelassen und ruhig. Oft hatte ich vor einer Yogastunde den Kopf voll mit Fragen und Problemen, die mich gerade beschäftigten. Ich hatte das Gefühl zu explodieren! Meist habe ich das Yogastudio dann mit einer Antwort verlassen – der Antwort auf die eine wirklich wichtige Frage aus der Problemwolke in meinem Kopf.
Der langen Rede kurzer Sinn: Ich habe angebissen – und nicht mehr losgelassen.

> Meist habe ich das Yogastudio mit einer Antwort verlassen – der Antwort auf die eine wirklich wichtige Frage aus der Problemwolke in meinem Kopf.

WAS YOGA FÜR DICH TUN KANN

Yoga ist im 21. Jahrhundert, was Aerobic in den 1980ern war. Es gibt Kurse in jedem Fitnessstudio und stylische Yoga-Outfits in jedem Sportgeschäft. Dabei ist Yoga so viel mehr als ein Trendsport. Das Wort Yoga leitet sich vom Sanskrit-Wort Yuj (anjochen, zusammenbinden, anspannen) her und wird oft mit »Einheit von Körper und

Geist« übersetzt. Schon seit 5.000 Jahren wird Yoga in Indien praktiziert. Warum aber laufen gerade in den 2020er-Jahren immer mehr
Menschen auf der ganzen Welt mit Yogamatten herum? Und warum
lächeln diese Yogis so glückselig?

Menschen, die regelmäßig Yoga praktizieren, sind nicht nur fit und
meist auch gesund, sie wirken strahlend, lächeln oft, sind positiv eingestellt und scheinbar rundum zufrieden – sogar wenn einmal etwas
schiefläuft.

WAS MACHT DEN YOGA-GLOW AUS?

Es sind nicht die schwierigsten Positionen, die diese Glücksgefühle
auslösen – weder die Krähe noch der Kopfstand. Es ist vor allem die innere Haltung, die regelmäßig Yoga praktizierende Menschen auch in
schwierigen Situationen den Fokus auf das Wesentliche richten lässt.
Teilweise unmöglich erscheinende Dehn- und Kraftpositionen werden
immer wieder geübt. Und während wir ruhig atmen und uns achtsam
bewegen, entdecken wir uns selbst und die Welt rund um uns herum
völlig neu. Es ist faszinierend: Yoga lehrt uns zu akzeptieren, was wir
nicht ändern können, und plötzlich sehen wir klarer und es öffnen sich
neue Türen und Möglichkeiten. Was vorher selbstverständlich war,
erscheint uns danach überholt. Was unmöglich umsetzbar erschien,
trauen wir uns nun zu. Wo wir vorher unsere Schwächen gesehen haben, entdecken wir jetzt unsere Superkräfte. Und wir fühlen uns so gelassen und stark, dass wir auch ganz sanft und verletzlich sein dürfen.
Und vielleicht fühlen wir uns nach einer Stunde auf der Yogamatte
ohne erkennbaren äußeren Anlass richtig tief erfüllt und zum Weinen
glücklich.

> Yoga kräftigt, dehnt und streckt nicht nur den Körper, Yoga ver-ändert auch den Fokus und lässt uns den Blick auf das Wesentliche richten.

Yoga baut tatsächlich Glücksinseln, auf die wir uns flüchten können.
Und noch mehr: Diese Stärke und Ruhe hilft im Alltag. Das heißt nicht,
dass Yogis durchs Leben schweben, sich nie wieder über Kleinigkeiten aufregen und diese – wie wir alle manchmal – zu großen Problemen dramatisieren. Aber Einheit und Frieden, diese morgendlichen
Mini-Erleuchtungen, können dir zeigen: Aha, so kann sich das Leben
also auch anfühlen. Einfach gut!

Es ist schwer zu sagen, was genau an Yoga diese magische Wirkung
entfaltet – zu unterschiedlich und persönlich ist das, was jede/r aus
ihrer/seiner eigenen Praxis zieht. Aber es gibt einige Anhaltspunkte:

1. Yoga macht achtsam

Volle Konzentration auf jede einzelne Bewegung und jeden Atemzug. Achtsamkeit setzt dem sorgenvollen Wirrwarr im Kopf ein Ende. Nach ein paar Minuten voller Konzentration auf deine Yogaübungen hörst du ganz von allein auf, Pläne zu schmieden, und durchbrichst unnötig rotierende Gedankenspiralen. Im Yoga gibt es nur das Jetzt, nur den Moment. Jede einzelne Bewegung und jede Position wird so aufmerksam wie möglich ausgeführt. Verlierst du den Fokus, verlierst du auch die Balance.

2. Unser Atem als Motor

In der yogischen Sichtweise spendet, transportiert und harmonisiert der Atem, Prana, die Lebensenergie. Kombiniert man den Atem mit der Bewegung, wirkt er wie ein Katalysator. Diese Verbindung zeigt sich auch in unserer Sprache: Dir stockt der Atem, wenn etwas Heftiges auf dich zukommt – sei es positiv oder negativ –, oder du atmest auf, wenn etwas Belastendes vorbei ist. Je nachdem was wir gerade brauchen, beruhigen wir mit unserer Atmung den Geist oder wir beleben ihn. Wir lenken damit unsere Lebensenergie.

3. Kannst du dich sehen?

Wenn du dich ganz in deine Yogapraxis vertiefst, beginnst du irgendwann, dich selbst zu beobachten. Dieser innere Beobachter ist unser bester Freund – das ist eine Wahnsinnserkenntnis! Denn dieser innere Beobachter hat auch eine Botschaft: Du bist deinen Gefühlen und Stimmungen nicht hilflos ausgeliefert. Deine Gedanken und Gefühle und du – das sind zwei unterschiedliche Baustellen. Auf der Yogamatte lernst du tatsächlich, einen Schritt zur Seite zu treten und dich aus einem anderen Blickwinkel zu sehen. Situationen, in die du dich normalerweise so richtig reinsteigerst, schrumpfen plötzlich zu Kleinigkeiten.

4. We are one!

Yoga bedeutet Einheit und Verbindung – zum einen unsere Verbindung nach innen, also die Einheit von Körper, Geist und Seele, zum anderen die Verbindung nach außen. Wie gefällt dir dieser Gedanke? Menschen, Tiere, Pflanzen – alles Lebendige – sind Einzelformen des Lebens, die gemeinsam ein harmonisches Ganzes bilden. Wie ein Puzzle, in dem jeder Teil gleich wichtig ist.

5. Alles ist schon da

Yoga macht Freude, und Freude ist der Stoff, aus dem wir gemacht sind. Der Kern unserer Existenz ist unser Bewusstsein. Manche nennen es die Seele, andere das »Göttliche« oder das »Licht« in uns. In der Yogalehre heißt es, dass dieser menschliche Kern in fünf »Körper« oder »Hüllen« eingepackt ist: die fünf Koshas. Die äußerste Hülle ist unser aus Nahrung bestehender Körper. Darunter liegt eine Hülle aus Lebensenergie, dann der Geist, darunter unser Intellekt und ganz nah am Kern schließlich meine Lieblingshülle – die Glückseligkeit. In der yogischen Sichtweise steckt das Glück in uns drin, es ist ein Teil von uns.

6. Herz über Kopf

Der Geist, Citta, ist die Stimme der Vernunft, unser Denken und Empfinden. Er wird im Yoga für fast all unser Leid verantwortlich gemacht. Denn Citta warnt uns vor Gefahren, schätzt Situationen ein und lässt uns Sorgen und Ängste fühlen. Das macht Sinn und schützt uns vor vielem. Aber die Yogaphilosophie besagt, wir sollen dieses Auf und Ab des Geistes nicht immer so ernst nehmen. Wir sind nicht, was wir denken und fühlen, und das Leben ist nicht immer das, was der Geist uns vorgaukelt. Egal was er dir einflüstern möchte: Du bist gut genug. Du darfst glücklich sein. Du musst nicht um Liebe kämpfen. Es ist viel mehr möglich, als du dir vorstellen kannst. Es lohnt sich, auf dein Herz zu hören.

7. Sich dem Leben hingeben

Man könnte meinen, Hingabe bedeute, so leidenschaftlich wie möglich zu leben. Aber sich hinzugeben heißt auch, dass wir unsere Ängste, festen Vorstellungen und auch Widerstände aufgeben dürfen – und akzeptieren, was ist. Das bedeutet nicht, dass du Dinge, die dich belasten und unglücklich machen, hinnehmen musst. Es bedeutet, dass du dich für dein Glück öffnen und zugreifen solltest, wenn es vor dir steht. Alles wird gut.

8. Loslassen und annehmen

Davon ist im Yoga oft die Rede. Spannungen, negative Gedanken – alles soll losgelassen werden. Ich habe mich so oft gefragt (vor allem am Beginn meines Yogaweges), wie das eigentlich gehen soll. Stress, Verspannungen und Schmerzen verschwinden nicht einfach, weil wir das jetzt möchten. Aber wir können die Idee ziehen lassen, immer sofort glücklich sein zu müssen, niemals Schmerzen haben zu dürfen und dass es uns nie schlecht gehen darf. Wenn wir wirklich von ganzem Herzen akzeptieren, was wir gerade nicht ändern können, sind wir schon einen wesentlichen Knoten im Kopf los. Loslassen bedeutet, alles bewusst zu spüren und auch den unangenehmen Seiten in uns liebevolle Aufmerksamkeit zu schenken. Ehrlich anzunehmen, was ist.

9. Let love flow

Jede Minute, jede Stunde auf der Yogamatte ist ein Liebesbeweis an uns selbst. Wir nehmen uns Zeit für uns, achten auf jeden Atemzug, jede Bewegung und lassen alles andere mal beiseite. Und das Schönste ist: Je leidenschaftlicher wir dabei sind, desto mehr Liebe und Mitgefühl empfinden wir auch für die Welt rund um uns herum.

10. Der Gruß der Yogis

Namasté – der Gruß der Hindus drückt Respekt und den Wunsch nach Verbindung aus. Wörtlich übersetzt heißt er: »Verehrung dir!« Aber im Sanskrit sind die Worte noch vielschichtiger. Namasté steht für: »Das Licht in mir verneigt sich vor dem Licht in dir.« Oder auch: »Das Göttliche in mir verneigt sich vor dem Göttlichen in dir.« Anstatt die Unterschiede und das Trennende zwischen uns hervorzuheben, führen wir unsere Hände vor dem Herzen zusammen. Namasté.

»YOGA IST EINE REISE DES SELBST, DURCH DAS SELBST, ZUM SELBST.«

AUS DER BHAGAVAD GITA

VIER WEGE ZUM
GLÜCK

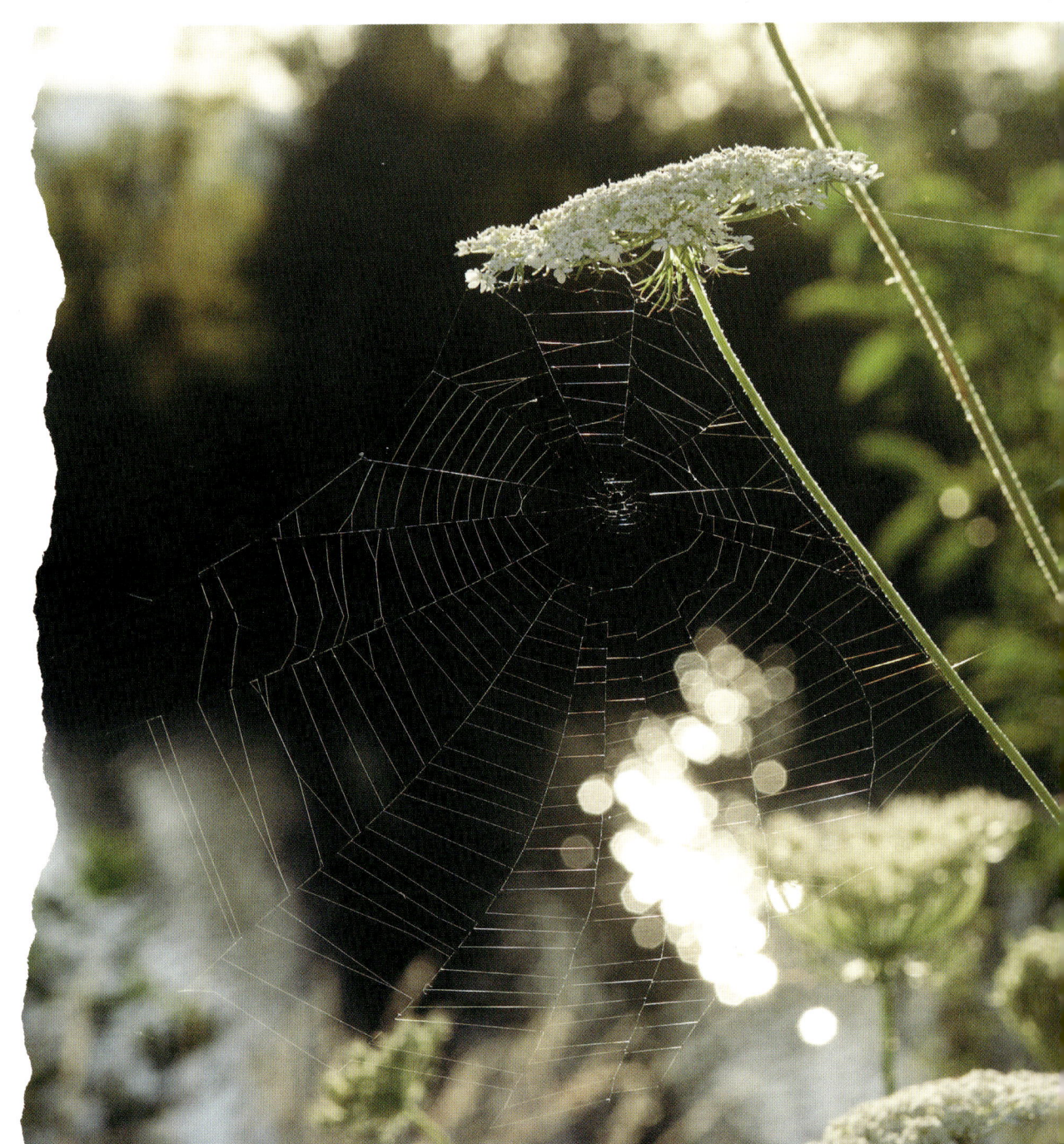

Yoga. Fast jeder hat schon mal davon gehört und ein Bild von sich verbiegenden Menschen im Kopf. Viele haben es auch schon ausprobiert. Aber nur wenige wissen, worum es dabei wirklich geht.

In unserer westlichen Welt verstehen viele unter Yoga einfach Körperübungen, wie wir sie als Angebot im Fitnessstudio und auch in immer mehr Yogastudios finden. Ursprünglich hatten diese Übungen aber ausschließlich den Zweck, die Körper der Yogis auf stundenlange Meditationen vorzubereiten. Das lässt ahnen, dass mehr dahintersteckt. Auch mein eigener Yogaweg hat im Fitnessstudio begonnen: Ich war auf der Suche nach einem sportlichen Ausgleich zu meinem stressigen Alltag zwischen Job und Familie. Gefunden habe ich nicht nur meine Balance auf einem Bein auf der Yogamatte, sondern auch meine innere Balance im Alltag. Nach wie vor stelle ich fest, dass selbst große Yoga-Zweifler, die sich nur in Yogastunden »verirren«, doch immer wiederkommen. Vielleicht auch ein Hinweis dafür, dass Yoga mehr kann, als uns »bloß« fit zu halten. Aus eigener Erfahrung weiß ich: Auch wenn du dich vorerst nur auf einen kleinen Teil des Yogaweges einlässt, können sich neue Verhaltensweisen und Denkmuster etablieren – und das geht ganz von allein.

DIE VIER YOGAWEGE

Jeder von uns ist anders, hat andere Gefühle, Gedanken, Ziele und Vorlieben. Deshalb gibt es auch vier Yogawege, vier Möglichkeiten, Yoga zu praktizieren. Grundsätzlich heißt es im Yoga, unser Selbst – Atman – entstammt dem höchsten Selbst – Paramatma. Das höchste Selbst ist Glückseligkeit – Ananda. Und da unser inneres Selbst Teil des Höchsten ist, strebt auch jeder Mensch danach, glücklich zu sein.

Ja, wir alle wollen glücklich sein – so weit, so klar. Aber ehrliche und vor allem dauerhafte Glückseligkeit können wir in der äußeren Welt nicht finden, sondern nur in uns selbst.

1. Karma-Yoga: der Weg der Tat

Alles, was wir tun, hat eine Auswirkung auf unseren Körper, Geist und unser Bewusstsein und bringt ein Ergebnis, das der Absicht entspricht, mit der wir gehandelt haben. Jede Handlung hat eine Folge.

2. Bhakti-Yoga: der Weg der Hingabe und Liebe

Im Zentrum unseres Lebens sollte Liebe stehen. Die Liebe zu Gott, zur gesamten Schöpfung, zu den Menschen genauso wie zu den Tieren und Pflanzen – zur gesamten Natur.

3. Raja-Yoga: der »königliche Weg des Yoga« oder der »achtstufige Pfad«

Dabei geht es um Selbstdisziplin und die tatsächliche Yogapraxis. Raja-Yoga umfasst die uns bekannten Yogatechniken wie Asana (Körperübung), Pranayama (Atemübung), Meditation und Kriya (Reinigungstechniken).

4. Gyana-Yoga: der philosophische Weg

Beim Yoga geht es immer um Körper und Geist. Es geht darum zu üben, zu spüren, zu fühlen, aber auch zu erkennen. Yoga als Weg zur Selbsterkenntnis.

Diese vier Yogawege gehen Hand in Hand: Wenn wir liebevoll mit unseren Mitmenschen und der Natur umgehen, sind wir Bhakti-Yogis. Karma-Yogis sind wir, wenn wir anderen helfen. Wenn wir über den Sinn des Lebens nachdenken, sind wir Gyana-Yogis, und wenn wir unsere Yogaübungen machen, sind wir Raja-Yogis. So können wir alle vier Yogawege an jedem Tag leben … oder es zumindest versuchen.

»YOGA IST DAS ZUR-RUHE-BRINGEN DER BEWEGUNGEN IM GEIST.«

PATANJALI

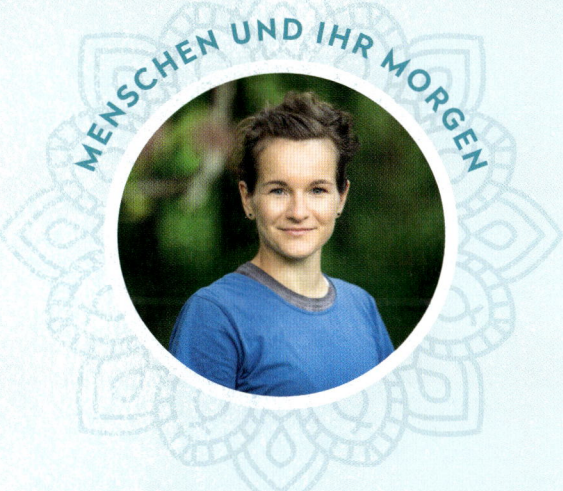

NANCY KRÜGER

PHILOSOPHIN, YOGALEHRERIN, FREIGEIST

• • • • • •

Was bedeutet Yoga in unserer heutigen Zeit? Wie kann man eine 5.000 Jahre alte indische Philosophie ins Hier und Jetzt übersetzen und wie einen Nutzen für ein Leben in der westlichen Welt daraus ziehen? Nancy Krüger bildet nicht nur Yogalehrer aus, sie strahlt von morgens bis abends – dank Yoga.

Wenn Nancy über Yoga-Philosophie spricht, glitzern ihre Augen. Ihre Erzählungen alter indischer Mythen und Geschichten leuchten in allen Farben wie ein Tempel in Indien.

»Morgens wache ich auf, weil mein Sohn Pauli zu mir ins Bett kriecht. Jeden Tag sage ich dann: Nur noch fünf Minuten! Woraufhin er mir ein ›Kraftbussi‹ gibt – er ist davon überzeugt, dass seine Guten-Morgen-Küsse Zauberkräfte haben. Und das haben sie auch! – Meine eigene Morgenroutine beginnt erst, wenn ich Pauli in den Kindergarten gebracht habe. Dann setze ich mich auf meinen orangen Sessel und schaue aus dem Fenster. Das sind die einzigen fünf Minuten des Tages, in denen ich ganz still bin und nichts mache. Danach praktiziere ich Yoga. Früher wollte ich kreativ sein und jeden Tag etwas Neues ausprobieren oder üben. Jetzt mache ich jeden Morgen dieselben Positionen und versuche, sie nicht langweilig werden zu lassen. Routinen anders zu sehen, auf Details zu achten und ehrliche Freude dabei zu empfinden, das trainiere ich Tag für Tag auf meiner Yogamatte.

Ist es nicht so, dass wir üblicherweise zwischen Dingen hin- und herspringen, die wir entweder sehr oder gar nicht mögen? Dass wir uns stets auf das nächste Highlight freuen? Dabei nimmt doch eigentlich die Zeit zwischen diesen Highlights den größten Raum ein. Ich halte es für eine unglaublich starke Kraft zu sehen, dass das wahre Leben aus ganz simplen Dingen besteht. Wenn man nur auf die Besonderheiten wartet, verpasst man es.

Auch in einfachen Positionen liegt eine ganze Welt

Yoga ist extrem rituell. In traditionellen Yogaschulen in Indien wird jeden Tag zur selben Zeit das ganze Yogasutra, alle 195 Verse, rezitiert. Das Yogasutra des indischen Gelehrten Patanjali gilt als wichtigster Yoga-Leitfaden im alltäglichen Leben. Es ist wie ein tägliches Wiederkäuen. Yogis glauben, wenn man diese Botschaften im Körper verankern möchte, muss man sie durch die tägliche Wiederholung in eine festere Konsistenz bringen. Physisch ist das der Sonnengruß, der jeden Morgen wiederholt wird, wieder und wieder und wieder.

Gerade morgens ist es noch leicht, Klarheit zu finden, den Zauber zu sehen. Die Schwierigkeit liegt darin, über die Schwelle seiner Wohnungstür zu gehen und diese Qualität auch in den Tag mitzunehmen. Im Schnitt werden wir Mitteleuropäer 80 Jahre alt. Etwa 24 Jahre davon verbringen wir mit Schlafen, zwölf Jahre sitzen wir vor dem Fernseher, acht Jahre arbeiten wir, fünf Jahre widmen wir uns dem Essen, zwei Jahre und sechs Monate verbringen wir im Auto, ganze 16 Monate wird geputzt und neun Monate wird gewaschen und gebügelt. Wenn wir also den größten Teil unseres Le-

»ROUTINEN ANDERS ZU SEHEN, AUF DETAILS ZU ACHTEN UND EHRLICHE FREUDE DABEI ZU EMPFINDEN, DAS TRAINIERE ICH TAG FÜR TAG AUF MEINER YOGAMATTE.«

NANCYS TIPPS FÜR TAGE, AN DENEN ES NICHT LÄUFT:
1. LASSE ANDERE MACHEN!
2. FÜHRE KEINE SCHWIERIGEN GESPRÄCHE!
3. SAGE TERMINE AB UND NIMM DIR DEINEN RAUM!

bens mit langweiligen Routinen verbringen, stellt sich mir die Frage, wie man dieses System im Kopf umkehren kann. Wie kann ich es schaffen, mich nicht nur auf die wenigen Momente zu fokussieren, in denen Höhepunkte passieren, sondern in allem anderen Freude zu finden?

Manchmal gelingt meine Yogapraxis besser, manchmal schlechter – es gibt eben gute und weniger gute Tage. Aber die Kunst ist es, auch die weniger guten anzunehmen und nicht nur hinter sich zu bringen. Yoga hilft uns auch anzuerkennen, dass wir nicht jeden Tag herumreißen müssen, dass wir unsere Tagesverfassung auch einfach annehmen können und keine Widerstände erzeugen müssen.

Auch schlechte Tage drücken dich nicht nieder, wenn du diesen Zustand mit Gleichmut nimmst – und dich selbst nicht so wichtig. Du bist nur ein kleiner Teil des Universums und musst nicht jeden Tag in Bestform sein. Das Universum wird trotzdem funktionieren.

Wie sich die Welt verändern würde, wenn alle morgens fünf Minuten Yoga machten? Gute Frage. Dazu kann ich eines sagen: Ich kenne niemanden, dessen Leben durch die morgendliche Yogapraxis nicht ungemein bereichert wurde. Wie viel mehr ist möglich, wenn man im Inneren tief entspannt ist. Das Innere ist immer ein Ausgangspunkt für alles nach außen Gerichtete. Und selbst wenn es um Streit mit heftigen Emotionen geht, die richtig überkochen – Ausgangspunkt für deine Überzeugungskraft ist deine innere Ruhe. Und die kanalisierst du am besten in deiner gelernten und gelebten Routine.«

YOGASTILE IM ÜBERBLICK

Yoga ist nicht gleich Yoga. Welcher Yogastil am besten zu dir passt?
Das probierst du einfach aus!

HATHA-YOGA

Diese Form des Yoga ist die klassischste und im Westen bekannteste. Aus den Lehren des Hatha-Yoga haben sich alle anderen bekannten Stile entwickelt. Das Ziel und die Bedeutung von Hatha-Yoga liegt in der Herstellung des Gleichgewichts von Körper und Geist. Im langsamen Wechsel übst du verschiedene Yoga-Positionen, wobei du deinen Atem bewusst kontrollierst und mit der Bewegung synchronisierst. Auf das kraftvolle Halten folgt eine Phase der Entspannung.

ASHTANGA-YOGA

Kraftvoll und dynamisch – das ist Ashtanga-Yoga, einer der wichtigsten klassischen indischen Stile. Die Positionen werden immer in festgelegten Serien ausgeführt. Besonders wichtig ist es, die Bewegungen mit einem gleichmäßigen Atem zu verbinden, so wird das Üben sehr meditativ. Die Übungsreihen sind so aufeinander abgestimmt, dass nacheinander alle Körperteile aktiviert und gedehnt werden.

IYENGAR-YOGA

Diese indische Yogarichtung wurde von B. K. S. Iyengar entwickelt. Im Laufe seiner jahrzehntelangen Übungspraxis erforschte er jede einzelne Yoga-Haltung in Bezug auf die korrekte Ausrichtung und Wirkung. Die Yogis werden in die seltsamsten Positionen gebracht, teilweise wird mit Hilfsmitteln wie Holzblöcken, Decken und Gurten gearbeitet, um die Ausführung komplexer Übungen auch für Anfänger und Menschen mit körperlichen Einschränkungen zu ermöglichen. Iyengar-Yoga steht für kraftvolles Üben, das sich durch äußerst genaue Ansagen auszeichnet und so einen hohen Grad an Präzision ermöglicht.

VINYASA-FLOW UND POWER-YOGA

Für diese Yoga-Formen gilt: Alles fließt und ist in Bewegung. Klassische Asanas werden zu immer wieder neuen, kreativen Bewegungsabfolgen zusammengestellt. So baut sich ein anstrengender, fließender Übungsstil (Flow) auf. Der Atem trägt dich durch diese Yogastunden. Sehr oft wird auch mit Musik geübt. Ein wichtiges Ziel ist es, die eigene Kraft zu finden und Lebendigkeit zu spüren.

YIN-YOGA

Bei dieser Yogaform kannst du so richtig entspannen. Die Asanas werden sehr lang gehalten, meistens mehrere Minuten. So kannst du deinen Körper ganz in die Haltungen hineinfallen lassen. Du kannst loslassen und tiefe Entspannung erfahren. Yin-Yoga dehnt besonders deine Faszien bzw. dein Bindegewebe.

BIKRAM-YOGA

Dieser Yogastil wurde vom indischen Yogameister Bikram Choudhury verbreitet, der aufgrund seiner Methoden und seines Verhaltens gegenüber Frauen in den letzten Jahren immer mehr in Verruf geraten ist. Seine Serie besteht aus 26 Yogaübungen, die in einem heißen Raum praktiziert werden (bei ca. 35–40 Grad Celsius). Der heiße Raum soll eine sichere Muskel- und Sehnenarbeit möglich machen, vor Verletzungen schützen und das Schwitzen soll den Körper »entgiften«.

KUNDALINI-YOGA

Wer auf moderne Spiritualität steht, ist beim Kundalini-Yoga genau richtig. Denn Ziel ist es hier, durch Atmung und Meditation neue Lebensenergie zu wecken. Die bewegten Übungsreihen sind eine Kombination aus dynamischen Körperübungen, bewusster Atmung, geistiger Ausrichtung und Mantra-Meditation.

JIVAMUKTI-YOGA

Bei diesem modernen, kraftvollen und schweißtreibenden Yogastil aus New York werden die Übungen fließend geübt und von Musik begleitet. Jivamukti setzt sich aus Yogaübungen und spirituellen Elementen zusammen. Es verbindet also physische, psychische und spirituelle Aspekte. Außerdem wird hoher Wert auf einen gewaltfreien und veganen Lebensstil gelegt.

SIVANANDA-YOGA

Hier liegt der Fokus eher auf Meditation und Spiritualität. Im Gegensatz zu vielen modernen Yogastilen gehören zu Sivananda-Yoga-Stunden immer auch Meditation, Mantren, Atemübungen und eine besonders gründliche Schlussentspannung. Manche westliche Yogis sind deshalb bei ihrer ersten Sivananda-Stunde irritiert, finden es zu esoterisch oder spirituell.

FORREST-YOGA

Der moderne Yogastil wurde von Ana T. Forrest kreiert. Forrest-Yoga ist eine effektive Methode der Körperarbeit, die auf die Bedürfnisse des modernen Menschen abgestimmt ist. Du wirst dazu ermutigt zu durchbrechen, was deinen eigenen Körper steif und krank macht, um dich wieder stolz, frei und leicht in der Welt bewegen zu können.

ANUSARA-YOGA

1997 von John Friend entwickelt, vereint Anusara-Yoga das klassische Hatha-Yoga im Stil Iyengars mit den Gedanken der tantrischen Philosophie. Sie stützt sich auf eine lebensbejahende Philosophie, die das Gute in allen Menschen und Dingen sieht. Bei der Ausführung der Yoga-Positionen steht zum einen die exakte Ausrichtung im Mittelpunkt , zum anderen liegt der Fokus auf der Herzöffnung.

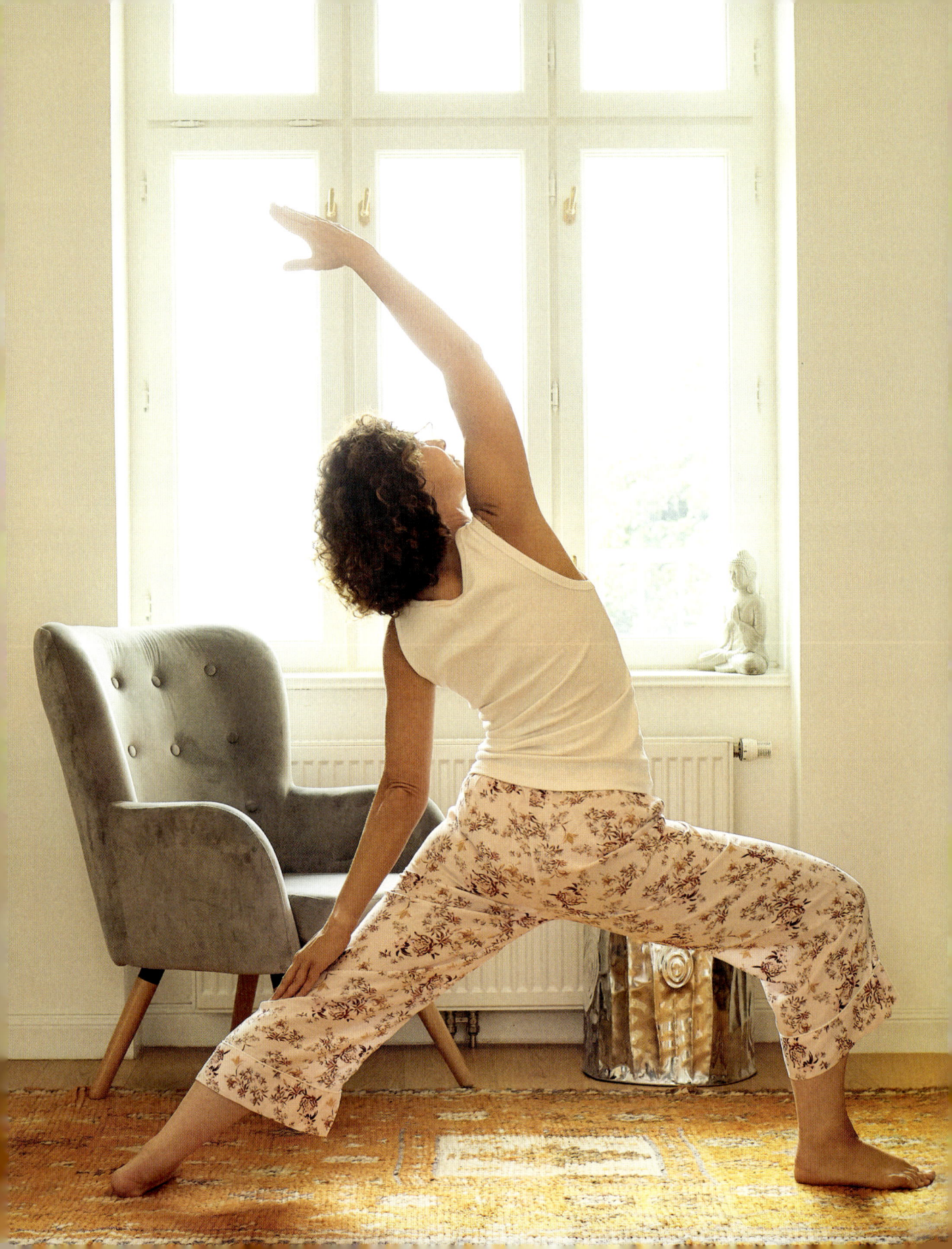

YOGA
AM MORGEN

Morgens Yoga zu praktizieren, weckt unsere Lebensgeister und hilft uns, entspannt und voller Energie in den neuen Tag zu starten.
Begrüße den Tag im Einklang von Körper und Geist!

DER SCHÖNSTE
START IN DEN TAG

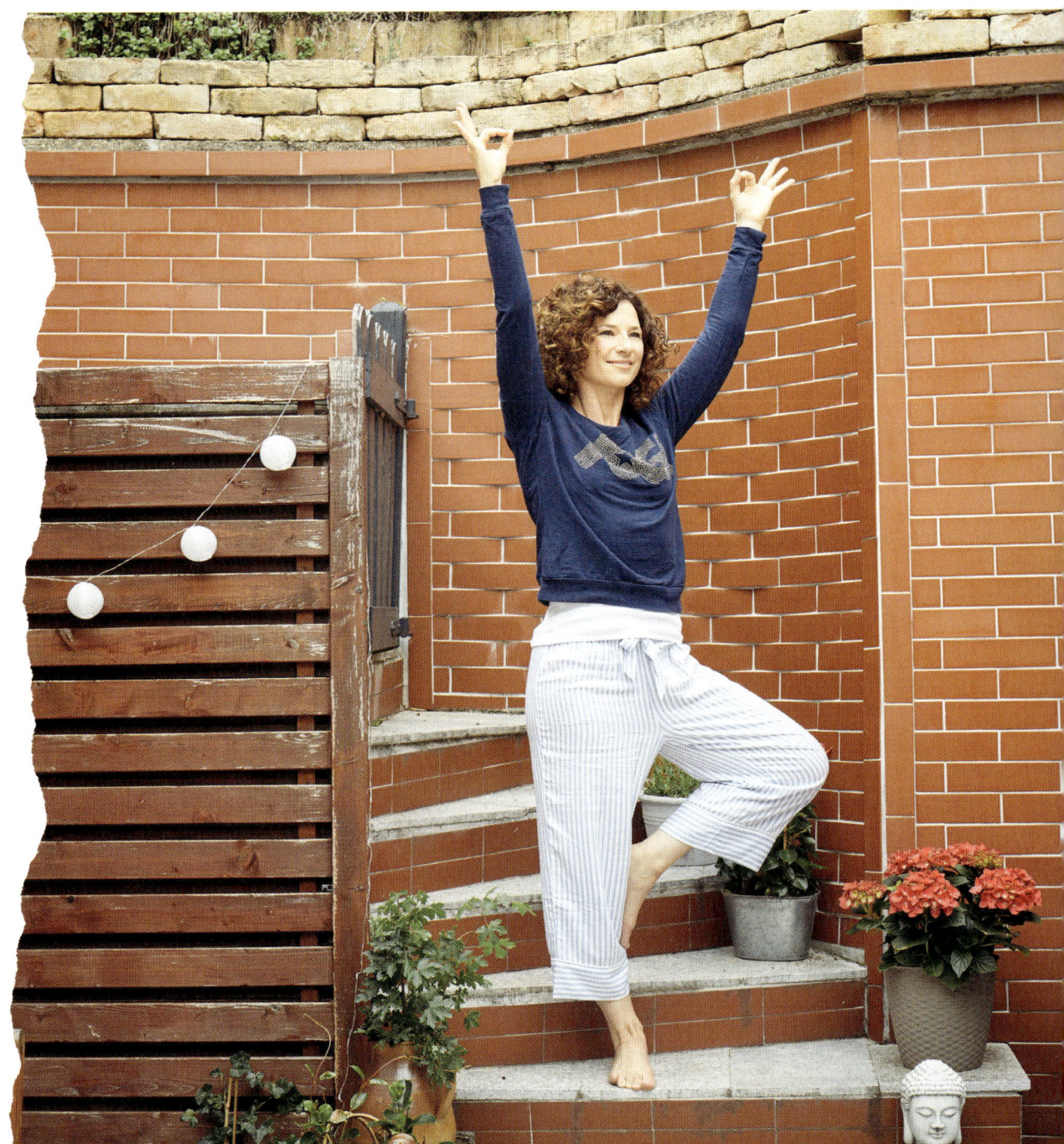

Einer der großen Vorteile von Yoga ist, dass du dabei völlig frei und flexibel bist. Du brauchst nur deine eigene Aufmerksamkeit und Lust an der Bewegung – und schon kannst du loslegen.

Heute ist Yoga ein fixer Bestandteil meines Lebens. Ich bin nicht nur Radiomoderatorin, sondern auch Yogalehrerin und betreibe ein eigenes Studio. Habe ich das geplant? Nein. Es ist mir passiert, weil ich versucht habe, auf mein Herz zu hören, und dann einen Schritt nach dem anderen gegangen bin. Yoga erschien mir als sinnvoller Weg, die Schübe meiner Autoimmunkrankheit unter Kontrolle zu bringen. Um zu verstehen, warum mir Yoga hilft, habe ich eine Ausbildung zur Yogalehrerin absolviert. Und um meine Freude am Yoga an meine Freundinnen weiterzugeben, habe ich einen ersten Yogakurs gestartet. Der war bald voll, und eines Morgens habe ich für mich entschieden, mit einer befreundeten Yogalehrerin ein Studio zu eröffnen. Einen Ort, an dem man zusammenkommt, um zu entspannen, zu lachen und Kraft zu tanken für alles, was das Leben bringt. Mich täglich auf die Yogamatte zu stellen, hat meine Lebensqualität auf allen Ebenen positiv beeinflusst. Meine Erfahrungen weitergeben zu dürfen, auch an dich, sehe ich als großes Geschenk.

Jeder kann Yoga. Alles, was du dazu brauchst, ist eine ruhige Ecke, eine Yogamatte und ein paar Minuten Zeit.

YOGA AM MORGEN – EINE GANZ BESONDERE KOMBINATION

»Machst du tatsächlich vor deinem Radiojob um vier Uhr morgens Yoga?« Diese Frage wird mir immer wieder gestellt und die Antwort ist: Ja. Meine Yogamatte ist immer ausgerollt. Manchmal starte ich mit ein paar Sonnengrüßen in den Tag, manchmal mit einer kleinen Übungsreihe für Nacken und Rücken, manchmal sitze ich einfach nur fünf Minuten da und lasse die Welt um mich herum ganz langsam erwachen. Yoga schenkt mir Kraft, um motiviert in den Tag zu starten. Yoga lässt mich lächeln, und diese gute Laune multipliziere ich dann über den Äther auf das ganze Land. Zumindest versuche ich das. Yoga schenkt mir die nötige Gelassenheit, fokussiert zu sein und schnell reagieren zu können, was bei einem Job in einem der schnellsten Medien der Welt unbedingt notwendig ist.

Es gibt kaum ein schöneres Gefühl, als morgens, wenn der Rest der Welt noch ruht und der Körper sich schwer und steif anfühlt, auf der Yogamatte ganz behutsam die Lebensgeister zu wecken. Die Zeit vor Sonnenaufgang hat etwas Magisches. Die Atmosphäre ist erfüllt von Leichtigkeit und Ruhe. Du bist noch ganz bei dir selbst, dein Geist ist offen, der stressige Alltag hat dich noch nicht eingeholt. Viele Yogis stehen deshalb schon um fünf auf. Denn laut Ayurveda heißt es, bis sechs Uhr morgens befindet sich der Körper noch in der Vata-Phase, die beste Zeit für Bewegung, Aktivität und um den Morgen ganz bewusst zu zelebrieren. Aber ganz ehrlich: Wenn du deine Matte nach dem Aufstehen um sieben, acht oder neun ausrollst, wirst du denselben Effekt erzielen. Du gewinnst durch Yoga, Atemübungen und Meditation Klarheit und Energie, die dich durch deinen Tag begleiten und dich die Herausforderungen des Lebens gelassener bewältigen lassen. Dir selbst morgens gleich etwas Gutes zu tun, verändert den ganzen Tag. Wenn ich morgens einen Moment innehalte, den Blick nach innen richte und dann erst nach außen, strahlt die Sonne ein bisschen heller, die Wiese ist ein bisschen grüner und das Lächeln fällt mir sehr viel leichter.

Wenn ich morgens den Blick für einen Moment nach innen richte und dann erst nach außen, fällt mir das Lächeln sehr viel leichter.

Was unterscheidet die Yoga-Morgen-Praxis von der Abend-Praxis? Kurz nach dem Aufstehen ist dein Geist noch frei von Stressempfinden, und mit Yoga manifestierst du dieses Gefühl der Zuversicht. Yoga am Morgen hilft dir also, Stress erst gar nicht zu nah an dich herankommen zu lassen, während die Yogapraxis am Abend zum Ziel hat, die Ärgernisse des Tages aus Körper und Geist zu vertreiben.

YOGAÜBUNGEN FÜR DEINEN MORGEN

Wie wäre es, wenn du ganz bewusst gleich morgen Früh nach dem Aufstehen deine Yogamatte ausrollst und ein paar Minuten Zeit für deine zukünftige Yoga-Morgen-Routine einplanst? Es reichen schon fünf Minuten, du kannst deine Yogazeit aber immer steigern.

Egal ob du ein erfahrener Yogi bist oder absoluter Anfänger – frühmorgens auf der Yogamatte fühlen sich sowohl Körper als auch Geist noch unbeweglich an. Das ist normal, denn Sehnen, Muskeln und Gelenke sind direkt nach der Schlafphase noch nicht so gut durchblutet und der Kreislauf ist heruntergefahren. Mit Yoga, Meditation und Atemübungen gönnst du dir eine ganzheitliche, genüssliche Aufwachphase. Durch die sanfte Bewegung wird dein Stoffwechsel angekurbelt, die Sauerstoffversorgung nimmt Fahrt auf, dein Körper gibt ganz allmählich nach und du wirst beweglicher.

WAS SIND ASANAS UND WELCHE TUN MORGENS GUT?

Asanas ist der Sanskrit-Begriff für Körperstellungen. Sie sind seit Jahrtausenden ein elementarer Bestandteil des Yoga. Wörtlich kann Asana als »feste Körperstellung« übersetzt werden. Warum »fest«? Im Yoga werden die Stellungen sehr bewusst und exakt ausgeführt. Statt von Asanas spricht man auch von Yoga-Haltungen und Yoga-Positionen. Wie viele Asanas es genau gibt und historisch gab, kann kein Mensch wirklich sagen. In traditionellen Schriften ist von 84 zentralen und tausenden weiteren Asanas die Rede. Heute werden hunderte von Stellungen und Varianten gelehrt, abhängig von den jeweiligen Yogastilen. Natürlich gibt es Positionen, die sich in jeder Yogastunde wiederfinden. Im klassischen Hatha-Yoga spricht man von zwölf Grundstellungen. Manche Positionen sind dir sicher geläufig, wie der Kopfstand oder die Kerze. Dabei hat jede Yoga-Position eine andere Wirkung auf den Körper. Viele Übungen sind ganz einfach auszuführen, andere erfordern jahrelange Übung. Ich selbst sehe meine Yogamatte als Spielwiese, auf der ich immer wieder etwas Neues ausprobieren kann. Neue Positionen, neue Abfolgen, neue Übergänge. Nicht alle Positionen sind für eine morgendliche Yoga-Einheit geeignet, vor allem wenn man noch am Anfang seines Yogaweges steht.

Die wichtigste Information zuerst: Jeder kann Yoga! Alles, was du dazu brauchst, ist eine ruhige Ecke, eine Yogamatte und ein paar Minuten Zeit.

Ich stelle dir nun kleine Übungsreihen vor, die sowohl für Anfänger als auch für Fortgeschrittene morgens geeignet sind. Je nach »Morgenverfassung« und Zeit kannst du dir eine oder mehrere aussuchen.

Dir selbst morgens etwas Gutes zu tun, verändert den ganzen Tag.

Sei morgens ganz besonders achtsam mit deinem Körper und gehe in den Übungen nur so weit, wie es dir guttut. Lasse deinen Muskeln und Gelenken die Zeit, die sie brauchen, um aufzuwachen. Du arbeitest dich langsam voran, bis du dich ganz lebendig und wach fühlst. Sei nicht zu streng mit dir. Wenn du heute etwas nicht kannst, probiere es morgen einfach noch einmal.

Wirklich wichtig ist, dass du mit leerem Magen übst. Selbstverständlich kannst du vor deiner Yogapraxis etwas trinken, aber ein voller Magen blockiert dich und sorgt für Übelkeit.

DER SONNENGRUSS – DEINE AUFWÄRMPHASE

Ein Klassiker im Yoga ist der Sonnengruß, im Sanskrit heißt er Surya Namaskar. Surya ist der Name des hinduistischen Gottes der Sonne, der hier geehrt werden soll. Ursprünglich wurde der Sonnengruß frühmorgens mit Blick zur Sonne praktiziert. Damit sollte der Sonne als Kraft allen Ursprungs gedankt werden, denn ohne Sonne gibt es kein Leben, außerdem spendet sie Licht und Wärme. In vielen Traditionen ist es üblich, den Sonnengruß jeden Morgen zwölf Mal zu wiederholen (der Sonnengott hat zwölf Namen), damit der Yogi mit Gesundheit, Vitalität und einem glücklichen Leben gesegnet wird.

Der klassische Sonnengruß besteht aus zwölf, in verschiedenen Variationen aus zehn bis 14 Asanas, die fließend ineinander übergehen und in unterschiedlichem Tempo geübt werden können. Durch den Bewegungsablauf des Sonnengrußes wärmst du die wichtigsten Muskelgruppen deines Körpers auf und lockerst die Gliedmaßen. Die Wirbelsäule wird mobilisiert, der Körper streckt sich und Vorder- sowie Rückseite deines Körpers werden gemächlich gedehnt. Je nach Yogastil werden die Sonnengrüße in der Regel nach und nach intensiver und kräftiger, sodass Energie für den Tag freigesetzt wird. Wichtig ist die Verbindung der Bewegung mit dem Atem. Atme tief, gleichmäßig und langsam durch die Nase und koordiniere die Körperbewegungen mit deinen Atemzügen. Wenn du deinen Körper anhebst und den Brustkorb weitest, atmest du ein. Beugst du dich nach unten und ziehst den Oberkörper zusammen, atmest du aus. Die Bewegung folgt dabei der Atmung – nicht andersherum.

Tadasana/Samasthiti (Berghaltung)

Stehe aufrecht, die Füße hüftweit auseinander und fest im Boden verwurzelt. Die Wirbelsäule ist gerade, der Scheitel zieht sanft nach oben. Die Arme zeigen gestreckt nach unten, die Hände sind nach vorne geöffnet. Lasse die Schultern locker nach hinten unten fallen. Öffne die Brust und aktiviere deine Körpermitte.

Urdhva Vrikshasana (Heraufschauender Baum)

Hebe, während du einatmest, die gestreckten Arme über die Seite nach oben und bringe die Handflächen über deinem Kopf zusammen. Schaue nach oben auf deine Daumen. Stabilisiere den unteren Rücken mit deinen Bauchmuskeln, damit du nicht ins Hohlkreuz fällst. Ziehe die Schultern nach unten, um Platz zwischen deinen Ohren und Schultern zu schaffen. Versuche die Arme ganz durchzustrecken und so die Ellbogen möglichst eng zusammenzubringen.

Uttanasana A (Vorbeuge)

Atme aus, kippe dabei vom Becken aus deinen Oberkörper nach vorne und beuge dich vor. Du kannst deine Beine leicht abwinkeln, um den Rücken zu entlasten und möglichst lang gerade zu lassen. Wenn möglich, bringe die Handflächen auf den Boden. Du kannst die Knie dabei beugen. Achte auch darauf, dass dein Brustkorb nicht zusammenfällt. Öffne deinen Brustraum und lasse die Körperseiten lang. Deine Halswirbelsäule ist die Verlängerung der restlichen Wirbelsäule.

Uttanasana B (Halbe Vorbeuge mit gestrecktem Rücken)

Hebe deinen Blick mit dem nächsten Einatmen an und mache den Rücken lang. Du kannst die Hände auf dem Boden lassen, anheben oder dich auf den Unterschenkeln abstützen.

Uttanasana A (Vorbeuge)

Beuge dich wieder nach unten.

Chaturanga Dandasana (Planke)

Setze, während du ausatmest, ein Bein nach dem anderen nach hinten und komme in die Planke. Richte dich gerade aus. Aktiviere deinen ganzen Körper. Schiebe dich nach vor, gerne auch mit den Knien am Boden, und senke dich langsam zur Matte ab. Lege deinen Körper auf dem Boden ab, während du zu Ende ausatmest.

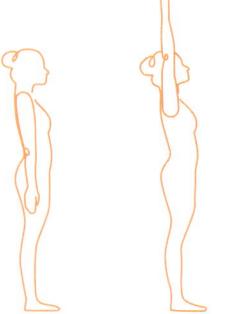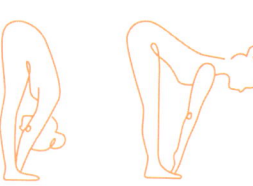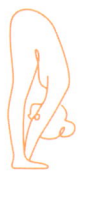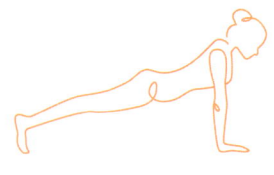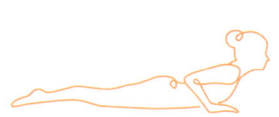

Bhujangasana (Kobra)

Positioniere die Hände direkt unter den Schultern. Ohne dich damit vom Boden wegzudrücken, hebst du deinen Oberkörper aus der Kraft des Rückens und atmest ein. Spanne dein Gesäß und die Fußrücken an und aktiviere die Bauchmuskeln, um deinen unteren Rücken zu entlasten. Öffne den Brustkorb und ziehe die Schulterblätter zusammen. Die Halswirbelsäule ist eine Verlängerung der restlichen Wirbelsäule. Dein Blick ist knapp vor dir auf den Boden gerichtet.

Balasana (Position des Kindes)

Schiebe dich zurück in die Position des Kindes. Deine Arme bleiben nach vorne gestreckt, dein Gesäß zieht Richtung Fersen.

Adho Mukha Svanasana (Herabschauender Hund)

Bewege dich aus dem Kind in den Hund. Atme aus, stelle deine Fußspitzen auf, schiebe dein Gesäß nach hinten oben und strecke den Rücken lang. Deine Hände drücken in die Matte, während deine Fersen zum Boden ziehen. Im Optimalfall sind deine Beine gestreckt. Du kannst sie aber auch leicht beugen, damit sich dein Rücken nicht rundet.
Das Wichtigste in dieser Yoga-Position ist ein langer, gerader Rücken. Versuche möglichst viel Raum vom Steißbein bis zum Scheitel zu erzeugen und deine Wirbelsäule auseinanderzuziehen. Schaffe dabei Raum zwischen deinen Ohren und Schultern, indem du die Schulterblätter zusammen und in Richtung Gesäß ziehst und die Oberarme aufrotierst. Schaue in Richtung deines Bauchnabels. Bleibe hier für fünf tiefe, gleichmäßige Atemzüge.

Uttanasana A (Vorbeuge)

Schaue nach vorne zu deinen Händen und steige nach vorne in die volle Vorbeuge. Atme dabei aus. Achte wieder darauf, deinen Ober-

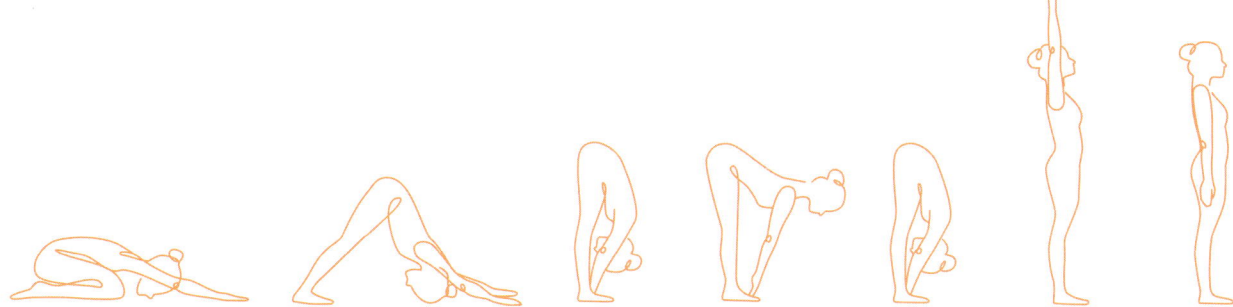

körper nicht einfallen zu lassen. Die Brust sollte geöffnet bleiben. Natürlich kannst du auch hier wieder deine Beine leicht beugen, um die Hände auf den Boden zu bringen.

Uttanasana B (Halbe Vorbeuge mit geradem Rücken)
Hebe dich mit dem Einatmen in die halbe Vorbeuge. Mache den Rücken lang.

Uttanasana A (Vorbeuge)
Beuge dich wieder vor in die ganze Vorbeuge.

Urdhva Vrikshasana (Heraufschauender Baum)
Beuge leicht deine Beine und richte einatmend deinen Oberkörper gerade auf, damit du in den aufrechten Stand kommst. Hebe gleichzeitig deine gestreckten Arme seitlich an und bringe die Handflächen über dem Kopf zusammen. Schaue nach oben zu deinen Daumen. Achte wieder darauf, den unteren Rücken zu entlasten, indem du die Körpermitte aktivierst.

Tadasana/Samasthiti (Berghaltung)
Lasse die Handflächen zusammen, während du ausatmest und deine Hände vor deine Brust führst. Dein Blick folgt bei dieser Bewegung den Händen, bis er gerade nach vorne gerichtet ist. Komme dann in die Ausgangsposition des Bergs zurück.
Wiederhole den Sonnengruß noch mindestens drei Mal und fühle, wie dein Körper wärmer und geschmeidiger wird. Es können, müssen aber nicht gleich zwölf Sonnengrüße sein. Mit jeder Runde baust du mehr Energie auf, die dich durch den Tag trägt. Du kannst deine Yogapraxis hier beenden, noch weitere Positionen anhängen oder noch eine zweite Übungsabfolge ausführen.

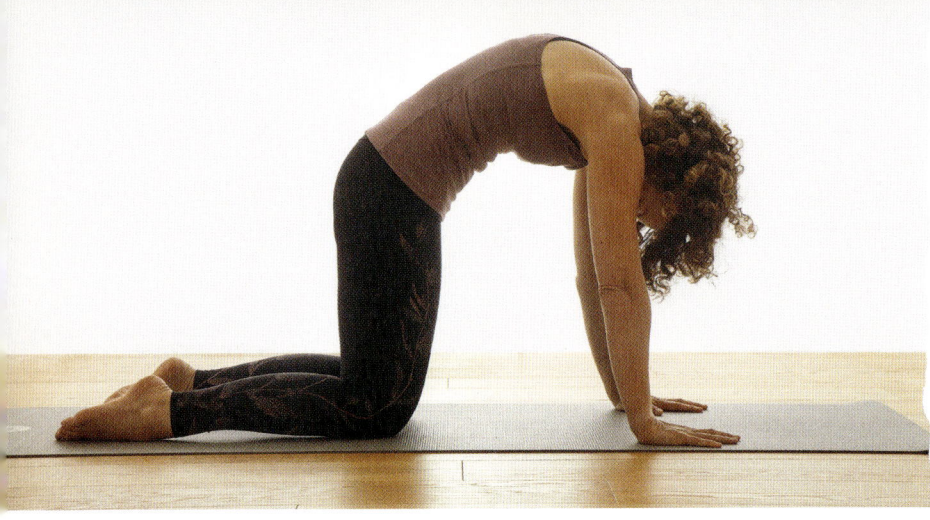

Bei Katze–Kuh wechseln sich Rundrücken und Rückbeuge ab. Eine Übung, die morgens ganz besonders guttut.

KATZE – KUH FÜR DEINE WIRBELSÄULE

Katze–Kuh ist eine Yogaübung, die gerade morgens besonders guttut. Das Wechselspiel aus Rundrücken und Rückbeuge macht die Wirbelsäule flexibel, mobilisiert deine Rückenmuskulatur und hilft beim Lösen von Verspannungen. Deine Bauchorgane werden massiert und angeregt, der Atem vertieft und beruhigt. So einfach die Übung auch ist, so effektiv wirkt sie sich auf deinen Körper aus. Katze–Kuh ist eine wundervolle Yogaübung sowohl für Anfänger als auch für Fortgeschrittene. Bei Knieproblemen lege dir eine Decke unter die Knie. Bei Nackenproblemen beuge den Kopf nicht nach unten, sondern lasse ihn gerade. Du kannst die Übung je nach Tagesverfassung dynamisch ausführen oder du bewegst dich eher langsam und meditativ.

Chakravakasana (Katze – Kuh)

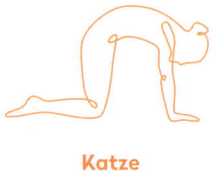

Katze

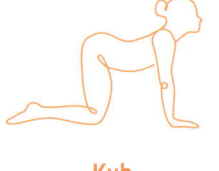

Kuh

Komme auf deiner Yogamatte in den Vierfüßlerstand. Deine Hände sind groß gefächert direkt unter den Schultern, sodass die Arme senkrecht stehen. Knie und Füße sind hüftbreit. Deine Oberschenkel stehen ebenfalls senkrecht. Dein Körpergewicht ist gleichmäßig auf beide Hände und beide Knie verteilt. Halte zu Beginn den Rücken neutral und parallel zum Boden. Der Blick ist nach unten auf die Matte gerichtet. Um jetzt in die Bewegung von Katze und Kuh zu kommen, atme ein und beginne dann ausatmend langsam deinen Rücken zu runden. Deine Wirbelsäule bewegt sich dabei synchron mit dem Ausatmen Richtung Decke, wie der Rücken einer Katze, und dein Becken beginnt zu kippen. Ziehe ausatmend deinen Bauchnabel nach innen Richtung Wirbelsäule, dein Steißbein strebt nach unten in Richtung Boden, während dein Kinn zum Brustbein herangezogen wird. Mit dem darauffolgenden Einatmen kommst du in die Gegenposition, eine Rückbeuge, in die Kuh. Während des Einatmens hebst du langsam deinen Kopf, der Blick wandert nach vorne und dein Gesäß hebt sich. Dein Brustbein strebt nach vorne oben. Der Bauch senkt sich in Richtung Boden und die Schulterblätter ziehen etwas nach hinten. Dadurch sieht dein Rücken aus wie der durchhängende Rücken einer Kuh. Mit dem nächsten Ausatmen kommst du langsam wieder in die Katze zurück.

Wiederhole diesen Bewegungsfluss von Katze und Kuh einige Male. Wenn du möchtest, kannst du aber auch für ein paar Atemzüge in der jeweiligen Position bleiben. Katze – Kuh erfordert überhaupt kein yogisches Können, aber die Wirkung ist enorm. Wie schon erwähnt, mobilisierst, kräftigst und dehnst du deine Wirbelsäule. Aber das ist noch lang nicht alles: Laut Kundalini-Yoga, einem sehr bewegten Yogastil, sollen drei bis fünf Minuten Katze – Kuh dein komplettes Drüsensystem ausgleichen, Körpergewebe aufbauen und den Körper verjüngen. Die Übung wirkt vitalisierend und energieaufbauend, sie bringt sogar die Kollagenbildung im Gesicht in Schwung, hat also einen Anti-Aging-Effekt. Wenn ich mich für eine einzige Yogaübung jeden Morgen entscheiden müsste, dann wäre das wohl Katze – Kuh bei gutem Tempo und tiefem Atem.

RÜCKBEUGEN FÜR LEBENDIGKEIT

Jede Morgen-Yogapraxis lebt von Rückbeugen, denn sie wirken aktivierend. Diese Yoga-Positionen schenken deiner Wirbelsäule Elastizität, stärken die Lunge und bringen die Verdauung in Schwung. Besonders Blase und Prostata, aber auch alle anderen Organe profitieren, weil sie in vielen Rückbeugen auf den Boden gepresst werden. Man kann sie sofort, immer und überall machen. Und das Beste ist: Sie öffnen das Herz – im emotionalen und auch physischen Sinn. Rückbeugen sind Yogaübungen, bei denen die Brustwirbelsäule nach hinten gestreckt wird, wodurch sich die Brust, der Herzbereich und die Lungen öffnen. Die Brustwirbelsäule wird beweglicher, die vordere Muskulatur dehnt sich und gleichzeitig wird die Rückenmuskulatur gekräftigt. Durch klassische Rückbeugen wie Kobra, Fisch oder Schulterbrücke verbesserst du die Versorgung mit Sauerstoff. Du kannst den Wachmacher-Effekt sofort spüren! Als Faustregel für sichere Rückbeugen, die nicht gleich ins Kreuz schießen, gilt vereinfacht gesagt: nach innen rotierende, aktive Oberschenkelmuskulatur, das Steißbein einrollen, kein Hohlkreuz, leichte Spannung im Bauch und eine lange Lendenwirbelsäule.

DIE KOBRA FÜR EIN OFFENES HERZ

Keine Angst vor Schlangen! Im Yoga können wir von der Kobra, einer Rückbeuge aus der Bauchlage, viel lernen. Die Kobra ist eine königlich anmutende Schlange, die sich mühelos aufrichten kann. Schon Babys versuchen diese Form des Aufrichtens zu imitieren, um ihr Sichtfeld zu erweitern und die Welt zu entdecken. Auch wir Erwachsene kommen bei der Kobra über den Blick nach oben ins Aufrichten. So fällt uns die Kobra nicht nur leichter, wir stärken auch ganz nebenbei Rücken-, Schulter- und Nackenmuskulatur. Die oft so verkürzte Brustmuskulatur wird gedehnt, die vordere Halsmuskulatur aktiviert und der obere Rücken gekräftigt. Die Kobra verbessert so die gesamte Körperhaltung und lässt uns eine angenehme Weite im Brustraum erfahren.

Bhujangasana (Kobra)

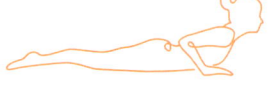

Kobra

Komme in die Bauchlage, die Fußballen berühren einander, die Fersen sind in etwa zwei Zentimeter voneinander entfernt. Achte darauf, dass deine Zehen gerade nach hinten zeigen und die Fußrücken mittig auf dem Boden liegen. Deine Stirn liegt am Boden auf, die Hände sind unter den Achselhöhlen. Spanne Oberschenkel, Gesäß und Beine

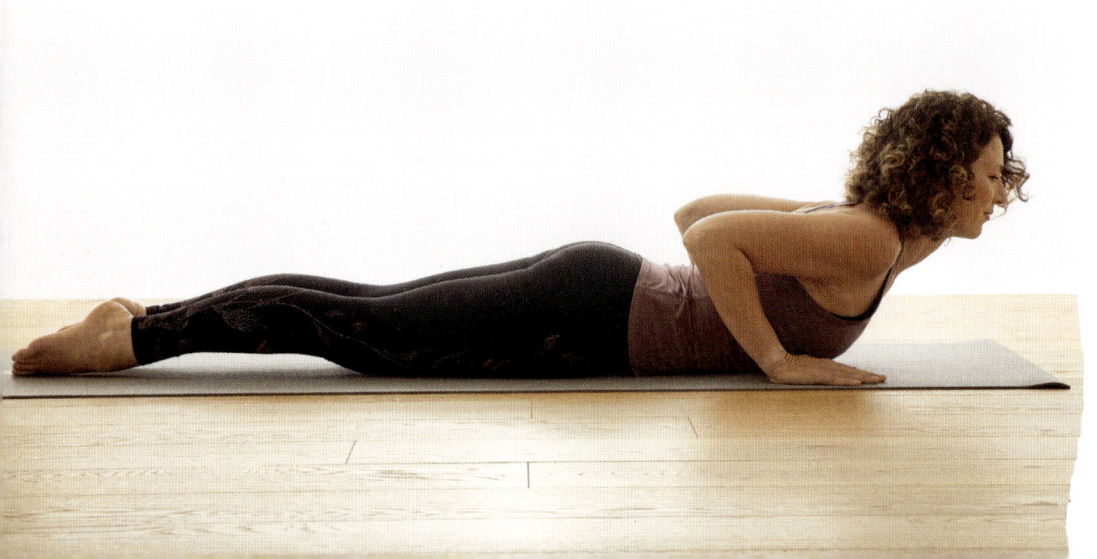

Die Kobra verbessert die gesamte Körperhaltung und lässt uns Weite im Brustraum erfahren.

an. Aktiviere ausatmend deinen Beckenboden, dein Kreuzbein verlängert sich. Spreize deine Finger weit auseinander und lasse den Zeigefinger nach vorne zeigen. Die Ellbogen liegen dicht am Brustkorb. Hebe einatmend die Schultern vom Boden ab, die Stirn liegt zunächst noch auf. Atme weiter ein, während dein Hinterkopf nach vorne zieht. Dein Nacken erfährt dabei eine wunderbare Länge. Dein Brustbein zieht nach oben, lasse die Schultern nach unten sinken. Du kannst mit den Händen zudem leicht in den Boden drücken und nach hinten ziehen. Halte für einige Atemzüge. Mit jedem Einatmen gewinnst du an Weite im Brustraum. Verlasse die Position ausatmend und lege den Oberkörper ab. Du kannst deinen Kopf nun auf die Seite legen. Bleibe für einige Atemzüge entspannt in der Bauchlage oder komme in die Position des Kindes.

DER FISCH FÜR DEINE WIRBELSÄULE

Mit der Fischhaltung kannst du Körper und Geist so richtig auf Trab bringen. Der Fisch weitet deinen Brustkorb, intensiviert die Atmung und kräftigt die Wirbelsäule, deshalb fühlst du dich danach ausgeruht und frisch. Emotionale Blockaden, die häufig das Herz und den Solarplexus belasten, werden abgebaut, weil die Übung den Energiefluss anregt. Die Fischhaltung kräftigt außerdem die Lungen, regt die Nieren- und Schilddrüsenfunktion an, trainiert die Bauch- und Brustmuskulatur sowie die Hals- und Brustwirbelsäule und beseitigt Blockaden im Bereich der Hals- und Lendenwirbelsäule.

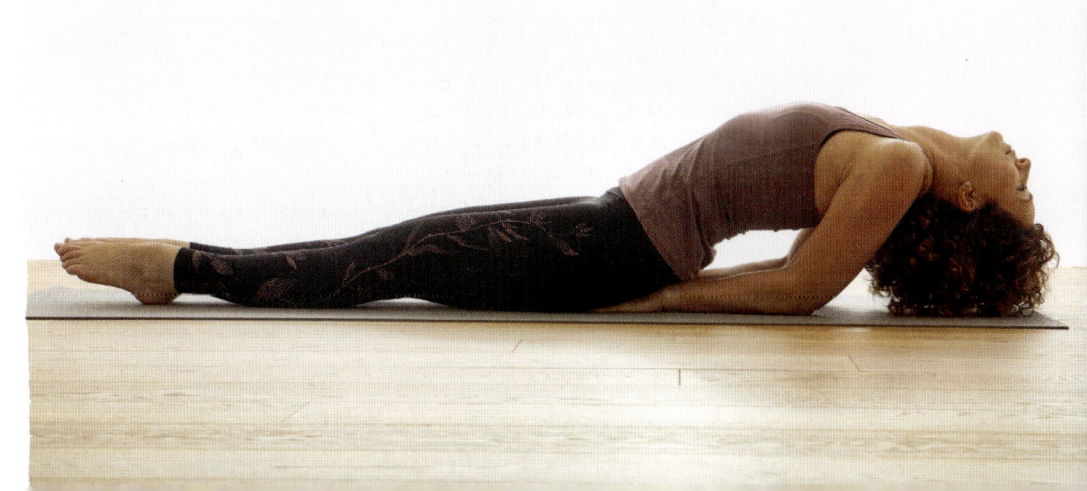

Der Fisch bringt Körper und Geist auf Trab. Du fühlst dich danach ausgeruht und frisch.

Matsyasana (Fisch)

Lege dich auf den Rücken. Deine Arme liegen gestreckt neben deinem Körper, deine Beine sind geschlossen. Jetzt schiebst du deine Handflächen unter das Gesäß, sodass deine Daumen einander beinahe berühren. Bei der nächsten Einatmung hebst du deinen Brustkorb an, während du den Kopf so weit wie möglich in den Nacken legst. Dein Hinterkopf, deine Ellbogen und Unterarme sowie deine Hüfte bleiben dabei auf dem Boden. Bleibe so für fünf bis zehn tiefe Atemzüge. Dann ziehe die Hände unter deinem Gesäß hervor und komme in Rückenlage.

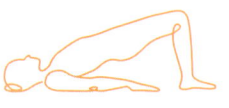

Fisch

DIE SCHULTERBRÜCKE GEGEN ANGST UND STRESS

Für die Schulterbrücke gibt es im Yoga zwei Bezeichnungen. Setu Bandha und Dvi Pada Pitham. Setu bedeutet Brücke oder Damm und Bandha steht für Errichten bzw. Bauen. Wörtlich wird Setu Bandha mit »Brückenbau« übersetzt. Der zweite Begriff für diese Yoga-Position setzt sich aus den Wörtern zwei (dvi), Fuß (pada) und Haltung, Stellung (pitham) zusammen und kann daher auch als »Zwei-Fuß-Haltung« bezeichnet werden. Sinnbildlich verbindet die Schulterbrücke den oberen mit dem unteren Teil des Körpers. Die Schulterbrücke kräftigt die Muskulatur in den Beinen, am Gesäß und am Rücken. Auch der Beckenboden wird gestärkt. Schmerzen im Ischias können gelindert werden. Außerdem dehnt sie den vorderen Oberkörper und den Nacken. Lungen- und Herzmuskulatur werden geweitet und angeregt, was wiederum zu einer verbesserten Blutzirkulation und einem effektiveren Stoffwechsel führt. Die Schulterbrücke soll eine beruhigende, angst-, stress- und depressionshemmende Wirkung haben, die dem Körper, dem Geist und der Seele neue Lebensenergie zuführt, Müdigkeit vertreibt und alle Sinne sowie das Bewusstsein anregt.

Setu Bandha oder Dvi Pada Pitham (Schulterbrücke)

Die Ausgangsposition für die Schulterbrücke ist die Rückenlage. Lege deine Arme entspannt neben dem Körper ab, die Handflächen zeigen nach unten. Stelle die Beine hüftbreit auf. Die Füße sind dabei etwa zehn bis 15 Zentimeter vom Becken entfernt und fest am Boden verankert. Im Idealfall können die Hände jetzt die Fersen berühren. Hebe dein Becken mit dem Einatmen langsam Wirbel für Wirbel vom Boden ab. Die Brust bewegt sich dabei auf den Kopf zu und die Ober-

Schulterbrücke

schenkel bilden eine Linie mit dem Oberkörper. Achte darauf, dass die Knie die gesamte Zeit im gleichen Abstand zueinander stehen. Bein- und Gesäßmuskulatur sind angespannt, deine Bauchmuskeln sowie die Schulter- und Nackenpartie locker. Füße, Arme, Schultern und der Hinterkopf bleiben fest am Boden, auf ihnen ruht das Körpergewicht. Wer es schafft, bringt sich bei jedem Einatmen noch ein kleines Stück höher. Vermeide es aber, ins Hohlkreuz zu gehen. Verweile etwa zehn bis 15 Sekunden bzw. für fünf tiefe Atemzüge in der Position. Senke dann mit dem Ausatmen dein Becken Wirbel für Wirbel langsam ab.

Die Schulterbrücke kannst du zwei bis drei Mal wiederholen. Wer unter Beschwerden im Nacken- und Schulterbereich oder an den Knien leidet, sollte diese Position nicht ausführen. Auch bei Kopfschmerzen ist die Schulterbrücke nicht zu empfehlen.

DREHUNGEN – TWISTE DICH WACH!

Drehungen wie der klassische Drehsitz im Sitzen oder das Krokodil im Liegen regen deine Verdauungsorgane an und machen die Wirbelsäule geschmeidig. Diese Yoga-Positionen stimulieren durch die Drehbewegung in der Mitte deine Bauchorgane, wodurch sich dort die Durchblutung intensiviert. Durch die Drehung der Wirbelsäule werden die Wirbel mobilisiert, die Wirbelsäulen-Muskulatur lockert sich und körperliche wie psychische Blockaden lösen sich auf. Drehungen wirken beruhigend und stabilisierend.

DER DREHSITZ FÜR RUHE

Im Yoga spricht man vom sogenannten Verdauungsfeuer, auch Agni genannt, das essenziell für einen gesunden Magen-Darm-Trakt ist. Ist dieses sehr schwach, kann es zu Problemen wie Verstopfung und Unwohlsein kommen. Im Drehsitz werden die Bauchorgane massiert und die Verdauung wird angeregt. Durch die Drehung können Schlacken

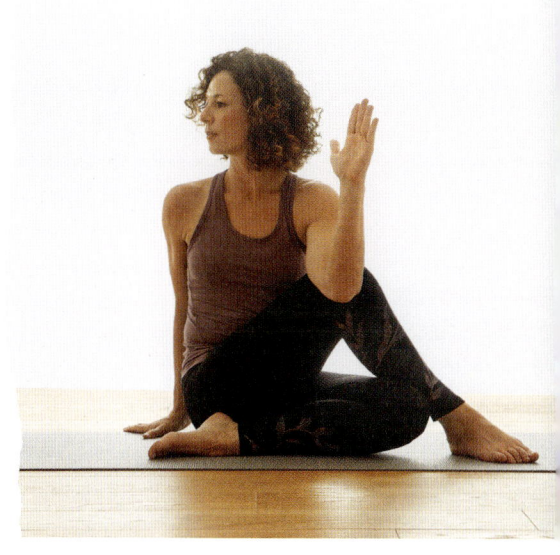

gelöst und abtransportiert werden. Deshalb wirkt diese Position entgiftend. Die Wirbelsäule wird auseinandergezogen, die umliegende Muskulatur massiert, Verspannungen im Rücken lösen sich. Außerdem ist die Dehnung im gesamten Oberkörper spürbar, vom Gesäß über die Lenden bis zur seitlichen Bauchmuskulatur. Wird der Drehsitz etwas länger gehalten, hat er eine sehr beruhigende Wirkung. Konzentriert man sich auf den Atem, kommen die Gedanken zur Ruhe. Deswegen ist der Drehsitz auch eine ideale Übung, um sich auf stressige Situationen im Alltag vorzubereiten.

Ardha Matsyendrasana (Drehsitz)

Setze dich mit gestreckten Beinen auf deine Matte. Ziehe das linke Bein wie im Schneidersitz an, sodass dein linker Fuß neben deiner rechten Hüfte liegt. Achte darauf, dass du nicht auf dem Fuß sitzt. Überkreuze nun die Beine: Stelle den rechten Fuß auf, winkle ihn an und setze ihn links neben dein linkes Knie. Ziehe mit dem linken Arm das rechte Bein zu dir heran. Strecke den rechten Arm und drehe dich nach hinten rechts. Setze die Hand hinter dir auf. Strecke die Wirbelsäule, schaue über die rechte Schulter und atme tief in den Bauch ein und aus. Bleibe für einige Atemzüge in dieser Position. Nun wiederhole das Ganze für die andere Seite. Überkreuze die Beine: Stelle das linke Bein rechts neben dem rechten Knie auf und ziehe es mit dem rechten Arm zu dir heran. Strecke den linken Arm aus, dreh dich nach hinten links. Setze die linke Hand hinter dir auf. Atme tief in den Bauch ein und aus und vertiefe die Drehung mit jeder Ausatmung.

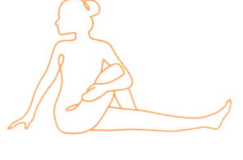

Drehsitz

DAS KROKODIL FÜR DEINEN RÜCKEN

Das Krokodil ist eine Position im Liegen, die vor allem im Rücken guttut. Die Rumpfmuskulatur wird gedehnt und entlastet. Sowohl dem Hüftbereich und der unteren Wirbelsäule soll zu einer verstärkten Beweglichkeit während der Entspannung verholfen werden. Die Bandscheiben springen wieder dorthin, wo sie hingehören. Das Krokodil hilft bei rheumatischen Schmerzen und Ischias-Beschwerden. Präventiv verhindert es Verspannungen im Rücken, lindert Menstruationsleiden, Prostatabeschwerden und sogar Leistenbrüche. Außerdem regt diese Übung die Verdauung an. Spirituell betrachtet dient das Krokodil dazu, Lebensenergie frei fließen zu lassen. Gefühle von Gelassenheit, Glück sowie Sicherheit sollen dabei entstehen.

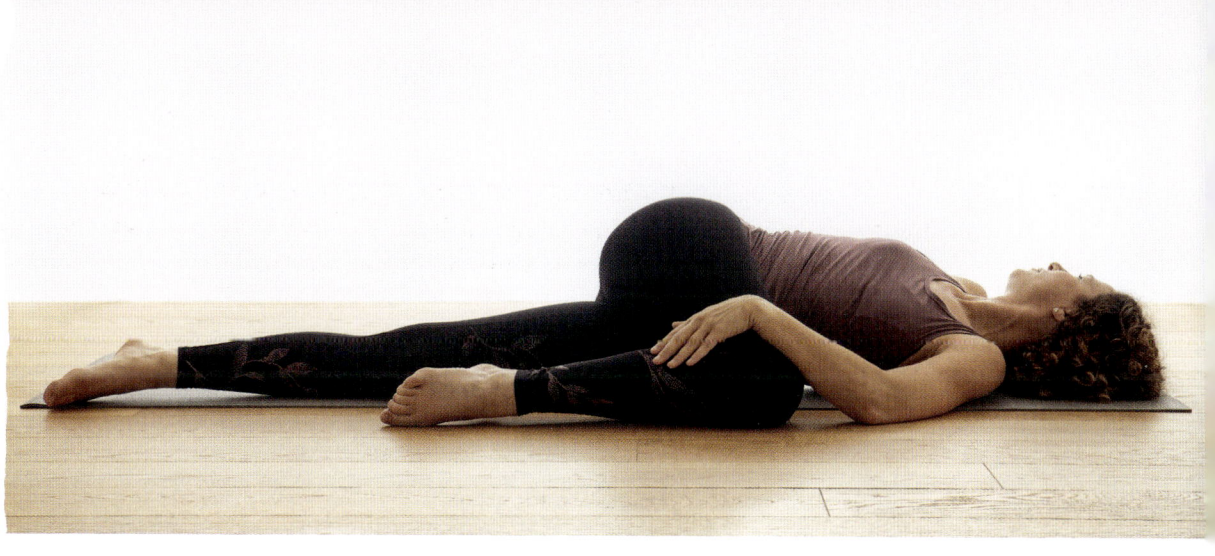

Makarasana (Krokodil)

Lege dich mit dem Rücken flach auf die Matte und strecke beide Arme im rechten Winkel zum Körper lang aus, die Handflächen berühren den Boden. Die Schultern werden dabei flach und möglichst breit auf dem Boden positioniert. Strecke beide Beine erst lang aus, dann ziehe das rechte Knie zu dir. Fasse es mit der linken Hand und drehe das abgewinkelte rechte Bein über das ausgestreckte linke Bein. Strecke den rechten Arm zur Seite, dein Blick wandert nach rechts. Halte die Position für fünf bis zehn Atemzüge. Dann rolle zurück zur Mitte. Ziehe beide Beine zu dir. Strecke das rechte Bein aus.

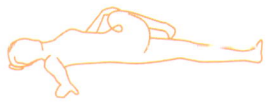

Krokodil

Verlagere deinen Griff auf das linke Bein. Drehe das angezogene linke über das rechte Bein. Strecke den linken Arm zur Seite, dein Blick wandert zur linken Hand. Halte die Position. Komme zurück zur Mitte. Winkle beide Beine an und umarme sie. Schaukle sanft von links nach rechts.

DIE BEINRÜCKSEITEN DEHNEN

Bei vielen Menschen ist die Oberschenkelrückseite aufgrund ihrer sitzenden Tätigkeit, oder weil sie viel Rad fahren oder laufen, verkürzt. Vor allem morgens auf der Yogamatte merken das viele Yogis recht deutlich. Asanas wie die sitzende Vorwärtsbeuge lockern die Rückseiten der Oberschenkel und machen die Oberschenkelbeuger und Wadenmuskeln flexibler. Zusätzlich wird durch die Vorwärtsbewegung die Wirbelsäule gestreckt und das Hüftgelenk gestärkt.

DIE SITZENDE VORBEUGE FÜR DEIN IMMUNSYSTEM

Die sitzende Vorbeuge (und auch andere Vorwärtsbeugen) dehnt nicht nur deine Beine, sie stärkt auch dein Immunsystem. Bandscheiben und Wirbelkörper werden durch die Vorwärtsbewegung voneinander gelöst, sodass die Energie in der Wirbelsäule frei fließen kann. Außerdem werden Schultern, Beine und die Bauchregion gestärkt. Die Organe des Bauchraums werden massiert und so der Verdauungsprozess angeregt.

Paschimottanasana (Sitzende Vorbeuge)

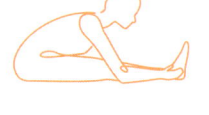

Sitzende Vorbeuge

Komme in den Langsitz. Setze dich dafür mit ausgestreckten Beinen auf die Matte. Atme ein und strecke die Arme und die Wirbelsäule Richtung Decke. Atme aus und beuge den geraden Rücken aus dem Becken nach vorne. Idealerweise liegt der Bauch auf den Oberschenkeln auf. Das schützt deinen Rücken vor Überlastung und unterstützt eine tiefere Atmung. Wenn deine Beinrückseite das nicht zulässt, beuge die Knie etwas. Lege die Arme neben den Füßen ab. Wenn du möchtest, kannst du den Kopf nach einigen Atemzügen in Richtung der Knie hinabsinken lassen.

DER HERABSCHAUENDE HUND

Der Hund ist der beste Freund des Menschen, der herabschauende Hund der beste Freund des Yogi. Der herabschauende Hund ist eine fantastische Übung, die du jeden Tag anwenden kannst. Durch diese Körperübung stärkst du deine Muskulatur, insbesondere deine Arme und Beine. Die gesamte Rückseite wird gedehnt und die Verdauung wird angeregt. Der herabschauende Hund aktiviert unser Herz-Kreislauf-System und versorgt unseren Körper mit viel frischem Sauerstoff. Diese Position eignet sich hervorragend, um Energie zu tanken, Kraft zu schöpfen und um zu entspannen. Wichtig ist zu Beginn nicht unbedingt, die Beine zu strecken, sondern den Rücken lang zu machen.

Adho Mukha Svanasana (Herabschauender Hund)

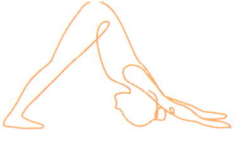

Herabschauender Hund

Um den richtigen Abstand zwischen Händen und Füßen zu erhalten, starte im Vierfüßlerstand. Achte darauf, dass sich deine Schultern über den Handgelenken und dein Becken über deinen Knien befinden. Spreize deine Finger weit auseinander, die Handflächen sind flach auf dem Boden. Mit dem Ausatmen bringe dein Becken kraftvoll nach hinten oben. Die Hände drücken fest gegen die Matte. Deine Schultern sind stark und schieben deinen Oberkörper in Richtung Oberschenkel. Schaffe dabei Raum zwischen deinen Ohren und Schultern, indem du die Schulterblätter zusammen und in Richtung Gesäß ziehst und die Oberarme aufrotierst. Deine Fersen ziehen zum Boden. So erhältst du eine gute Dehnung in der Rückseite deiner Beine. Dein Rücken ist flach und lang. So erzielst du viel Raum zwischen Wirbeln und Bandscheiben und auch im gesamten Oberkörper. Dein Blick richtet sich zu deinem Bauchnabel. So ist dein Nacken entspannt. Drücke deine Hände bei dieser Übung gut aufgefächert in den Boden und ziehe die Schultern von den Ohren weg. Du kannst hier fünf bis zehn Atemzüge bleiben.

Besonders effektiv ist es, wenn du im herabschauenden Hund abwechselnd das rechte und linke Knie beugst. Man nennt diese Abfolge auch »Dog Walk«. Dadurch werden die Beinrückseiten abwechselnd sanft gedehnt und die Muskulatur entspannt sich langsam.

»WAS VOR UNS LIEGT UND WAS HINTER UNS LIEGT, SIND KLEINIGKEITEN ZU DEM, WAS IN UNS LIEGT. UND WENN WIR DAS, WAS IN UNS LIEGT, NACH AUSSEN IN DIE WELT TRAGEN, GESCHEHEN WUNDER.«

HENRY DAVID THOREAU

SO GELINGT YOGA AM MORGEN

Hast du Lust bekommen, mit Yoga in den Tag zu starten? Ja, aber ... Ich kenne das: Du bist am Morgen nicht allein, dein innerer Schweinehund steht mit dir auf und will von Katze – Kuh, Sonnengruß und Kobras gar nichts wissen. Er will lieber noch zehn Minuten im kuscheligen Bett bleiben. Hier ein paar ganz einfachen Tipps und Tricks, wie du es vielleicht schon morgen Früh schaffen kannst, mit einer kleinen Yoga-Einheit in den Tag zu starten. Einen Versuch ist es wert, oder? Muss ja nicht schon um vier Uhr sein.

1. Gehe rechtzeitig ins Bett

Ich weiß, das klingt nach Mama und Zeigefinger, aber es ist leider Fakt: Wer früh aufstehen will, muss auch rechtzeitig schlafen gehen. Klar könnte man noch Freunde treffen, den Film zu Ende schauen oder noch gemütlich zu zweit auf der Couch abhängen, aber sieben Stunden Schlaf sollten sich ausgehen. Für meinen Morgenshow-Job muss ich kurz vor vier aufstehen. Und das heißt, auch wenn es mir

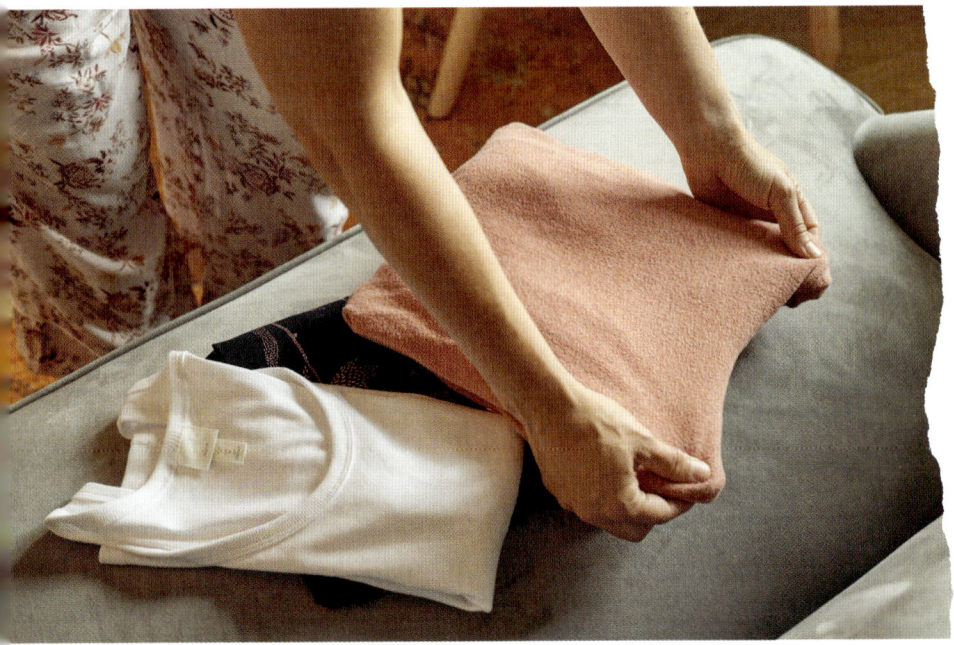

Alle Vorbereitungen, die du schon am Vorabend treffen kannst, erleichtern deine Morgenroutine. Richte dir die Kleidung für den nächsten Tag her!

manchmal wirklich schwerfällt, um acht geht's ins Bett. Aber wer zu wenig schläft, altert schneller, das Immunsystem erholt sich nicht, man ist unkonzentrierter, reizbarer, gestresster und kann nur schwer Entscheidungen treffen.

2. Bereite alles – wirklich alles – vor

Gerade wer in der Früh noch verschlafen, schlecht gelaunt oder konfus ist, erspart sich so viel Stress. Also Kleidung rauslegen, Yogamatte ausrollen, dein Buch auf der richtigen Seite aufschlagen oder zu Beginn vielleicht ein kurzes Yoga-Video raussuchen. Wenn du magst, kannst du bei meinem Onlinekurs mitmachen. Infos gibt es auf www.yogamotion.at. Sehr gut ist zum Beispiel auch die App »Asana Rebel«. Die kurzen Videos sind echt super.

3. Sorge für Ruhe

Bei mir schlafen um vier noch alle, aber falls du nicht allein lebst, dann solltest du deine Mitbewohner, Kinder oder Partner unbedingt informieren, dass du morgens früh aufstehen wirst und, solange du Yoga machst, Ruhe brauchst. Die können sich auch selbst Kaffee oder Kakao machen. Danach bist du für sie da, aber: Yoga-Zeit ist Ich-Zeit.

4. Mache dir keinen Druck

Yoga soll glücklich machen und dich nicht unter Druck setzen. Es gibt sicher Tage, an denen ist ein dynamischer Flow am Morgen ein reines Vergnügen, an anderen tut eine Kriegerfrequenz einfach gut oder du startest ganz easy mit drei Sonnengrüßen in den Tag. Dein Körper sagt dir, wonach ihm ist, wenn du hinhörst.

5. Visualisiere und motiviere dich

Das Gefühl, es geschafft zu haben, den Morgen-Flow durchzuziehen, ist genial. Und dieses Gefühl, fit und glücklich in den Tag zu starten, kannst du jeden Tag haben. Denke einfach schon beim Weckerläuten daran, wie gut du dich nach deiner Yoga-Session fühlen wirst. Dann machst du es auch. Probier's einfach aus: Yoga am Morgen macht süchtig!

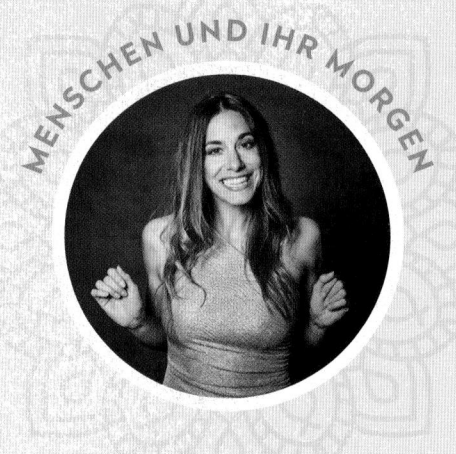

NINA HARTMANN

KABARETTISTIN, SCHAUSPIELERIN

• • • • • • •

»Sie ist die lustigste Tirolerin seit Hansi Hinterseer«, steht auf ihrer Homepage. Nina Hartmanns Job ist es, Menschen zu unterhalten und zum Lachen zu bringen. So ist es gar nicht verwunderlich, dass man, wenn man mit ihr über ihren Morgen und ihre Yogapraxis spricht, immer wieder schmunzeln muss. Ist man aber mit ihr in einer Yogastunde, sieht man ihre andere Seite. Fokussiert, konzentriert und ruhig.

Nina, wie beginnt dein Tag?

Ich mag es, ohne Wecker aufzuwachen. Meist ist das nicht allzu früh. Noch bevor ich etwas esse, schnappe ich mir meine Yogamatte und gehe in ein Yogastudio, im Idealfall vier Mal pro Woche. Morgens Yoga zu machen ist meine Kraftquelle, meine absolute Me-Time. Ich genieße das volle Package. Beim Yoga komme ich ganz zu mir. Ich schaue aufmerksam nach innen und kann die Welt draußen lassen. Vor allem wenn ich Phasen habe, in denen ich unausgeglichen bin, gehe ich in Yogastunden. Es geht mir danach immer besser. Es bringt mich runter und erfrischt mich. Ich gehe auch verkatert ins Yoga. Da büßt man all seine Sünden! Währenddessen hat man das Gefühl, man stirbt, aber danach ist alles wieder gut.

Du besuchst verschiedene Yogastudios. Warum?

Ganz ehrlich? Ich liebe die Abwechslung und ich brauche Führung. Natürlich könnte ich mittlerweile zuhause für mich Yoga machen, aber leichter fällt es mir in einer

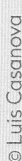

»ICH MAG YOGAKLASSEN, IN DENEN MAN AUCH MAL LACHEN DARF. WER KANN SCHON ERNST BLEIBEN, WENN ER STÄNDIG UMFÄLLT?«

Gruppe unter »Aufsicht«. Ich mag es, auf verschiedene Kleinigkeiten hingewiesen zu werden. Die Stunden sind nie gleich, jeder Lehrer unterrichtet anders. Der eine setzt den Schwerpunkt eher körperlich, andere machen lange Atemübungen. Ich stehe auf diese Vielfalt, bin aber eher ein Vinyasa-Flow-Typ. Ich brauche Action.

Deine schönste Yogastunde?
Am Stand-up-Paddle-Board in Bali. Ein einfacher Krieger 2 war die totale Challenge. Aber es war so heiß, also war ich eh froh, ständig ins Wasser zu fallen. Die Kombination von Yoga, Natur und Start in den Tag ist einfach traumhaft – egal, ob am Meer oder bei mir zuhause in den Tiroler Bergen. Das ist das Genialste überhaupt.

Ich war total erstaunt, wie still, konzentriert und fokussiert du in Yogastunden bist. Ist das schwer für eine Plaudertasche wie dich?
Hast du das gar nicht bemerkt? Ich klebe mir immer den Mund zu! Nein, im Ernst: Die Nasenatmung ist extrem hilfreich. Da ist der Mund sowieso geschlossen. Du weißt, ich rede sehr gerne und sehr viel, dennoch genieße ich es, morgens eine Stunde zu schweigen. Aber ich mag Yogaklassen, in denen man auch mal lachen darf. Wer kann schon ernst bleiben, wenn er ständig um-

fällt? Yoga kann auch sehr spielerisch sein und Freude an der Bewegung vermitteln.

Apropos lachen: Du hast sogar eine Nummer über Yoga in deinem Kabarettprogramm!
Stimmt. Das ist eine wahre Geschichte: Als Yoga-Anfängerin habe ich irgendwie überhört, dass man vor einer Yogastunde nichts essen soll. Also habe ich am Nachmittag Kohlrabigemüse gegessen und bin abends ins Yoga. Du kannst dir vorstellen, was passiert ist. Mein Bauch hat sich mehr und mehr aufgebläht und ich habe krampfhaft versucht, die Dämpfe, die das Gemüse verursacht hat, in mir zu behalten. Der Lehrer hat ständig gesagt: Lasst alles los! Und ich hab mir nur gedacht: Nein, bitte nicht!
Dann ging's weiter: Atmet alles aus! – Das willst du nicht wirklich!
Lasst es einfach zu! – Wenn du wüsstest!
Das war die anstrengendste Yogastunde meines Lebens.

Du hast gerade ein Programm und einen Film über Online-Dating gemacht. Würdest du ein Date mit zum Yoga nehmen?
Na sicher ... nicht. Jedenfalls nicht gleich. Aber lustig, dass du das ansprichst. Männer fragen mich oft: Gehen wir gemeinsam zum Yoga? Ich glaube nicht, dass die wirklich Yoga machen wollen ...

YOGA 1: FINDE DEINE INNERE KRAFT

5-MINUTEN-MORGEN-FLOW

Diese kleine Yoga-Einheit wirkt aktivierend und schenkt dir Energie für den ganzen Tag.

Wir starten in der **Position des Kindes**. Kopf vor dir auf der Matte, Gesäß auf den Fersen. Die Arme kannst du nach vorne strecken oder neben dir ablegen. Im Kind fühlst du dich beschützt und geborgen. Nimm fünf tiefe Atemzüge.

Dann komme hoch in den **Vierfüßlerstand**. Hände unter den Schultern, Knie unter der Hüfte, Blick vor dir auf die Matte gerichtet. Der Rücken ist neutral. Atme ein und aus, dann beginne mit **Katze – Kuh**. Hebe mit dem Einatmen Kopf und Gesäß und mache ein Hohlkreuz. Mit dem Ausatmen schaue zwischen deinen Beinen durch und mache deinen Rücken ganz rund. Drücke dich aus den Schultern heraus. Bei Katze – Kuh mobilisierst du die Wirbelsäule und regst die Verdauung an. Wiederhole diese Abfolge fünf Mal.

Dann bringe den Rücken wieder in eine neutrale Position und schiebe dich nach oben in den **herabschauenden Hund**. Füße etwa 15 bis 20 Zentimeter auseinander, Hände aufgefächert, Ring- und Mittelfinger nach vorne, Daumen zueinandergedreht. Die Beine können leicht gebeugt sein, den Rücken machst du breit und lang. Der herabschauende Hund stärkt Arme und Beine.

Dann schaue nach vorne zu deinen Händen, steige nach vorne und rolle Wirbel für Wirbel nach oben. Lasse im Stehen die Arme zur Seite sinken, belaste Zehen-Innenballen, Außenballen und Ferse gleichmäßig. Rolle das Steißbein ein, öffne die Schultern ein wenig und richte die Nasenspitze Richtung Sonne. In der **Berghaltung** spürst du deine Verbundenheit mit der Erde, nichts kann dich umwerfen. Du bist massiv und standhaft.

Nimm fünf tiefe Atemzüge dann öffne deine Augen und mache vier **Sonnengrüße**.

Die Sonnengrüße sind dein Ganzkörper-Workout, Vor- und Rückbeugen inklusive. Diese fünf Minuten müssten sich eigentlich jeden Morgen ausgehen, oder? Also: Auf die Matte, fertig, Namasté!

5-MINUTEN-MORGEN-FLOW

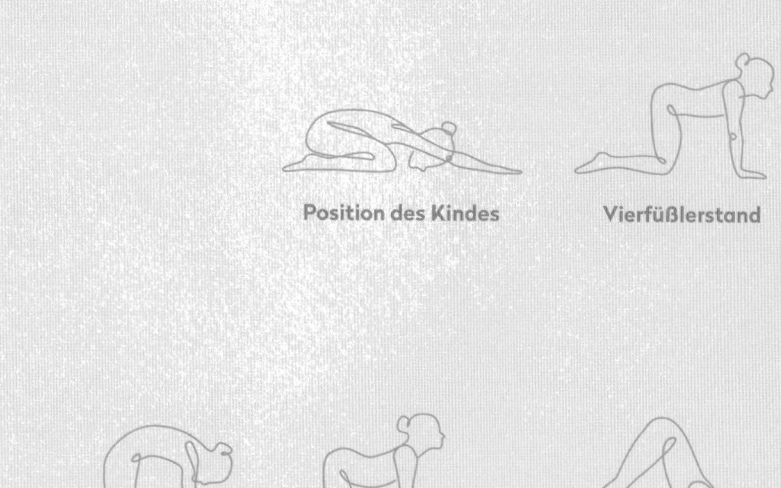

Position des Kindes   Vierfüßlerstand

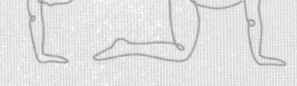

Katze – Kuh

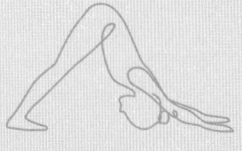

Herabschauender Hund

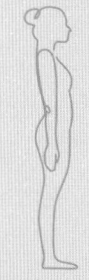

Berghaltung

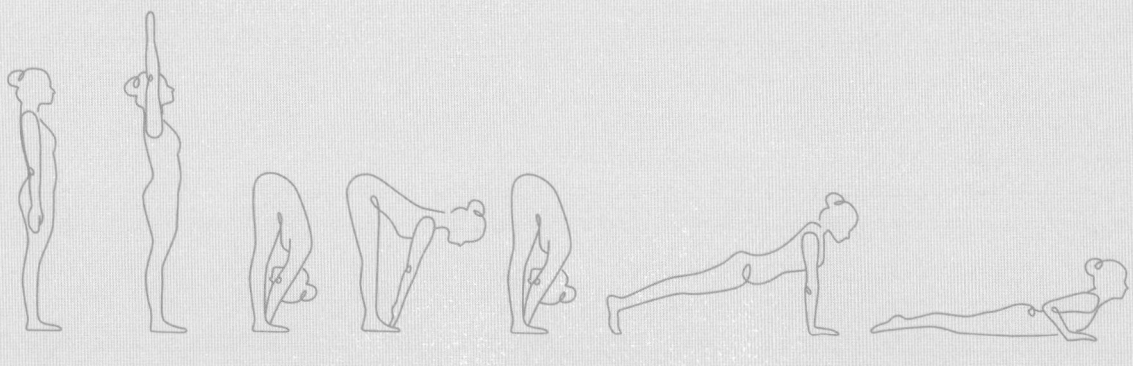

Vier Sonnengrüße

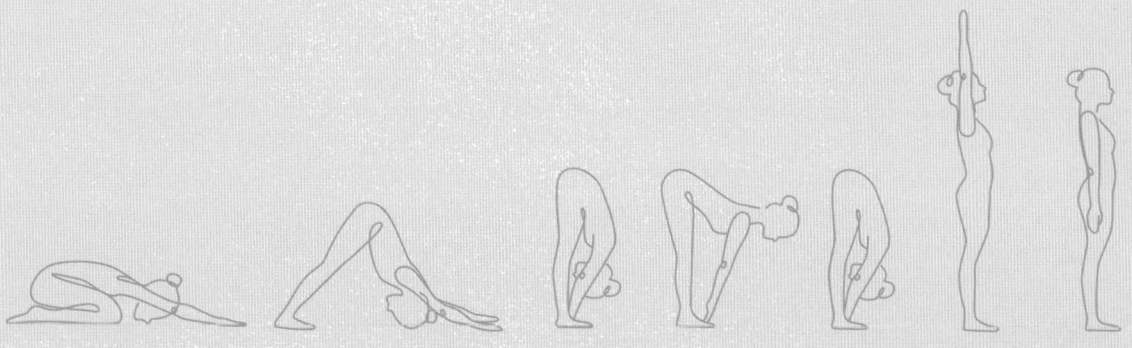

YOGA 2: SONNEN-FLOW ZUM START IN DEN TAG

10-MINUTEN-MORGEN-FLOW

Du hast heute Morgen etwas mehr Zeit. Fein! Dann erweitern wir deine Yogapraxis durch eine Atemübung.

Im **Schneidersitz** legst du die Hände auf deine Knie und schließt deine Augen. Du atmest drei Mal ganz tief durch die Nase ein und kraftvoll durch den Mund aus. Dann legst du die Lippen sanft aufeinander und atmest während der kommenden zehn Minuten durch die Nase ein und aus: kraftvolle, bewusste, langsame Atemzüge.

Öffne deine Augen und hebe deine Arme hoch. Drehe dich nach rechts. Linke Hand am rechten Knie, Blick über die rechte Schulter. Beim Einatmen richtest du dich nach oben aus, beim Ausatmen gehst du tiefer in die **Drehung**. Bleibe so für fünf tiefe Atemzüge, dann hebe die Arme wieder hoch und drehe dich auf die andere Seite. Rechte Hand am linken Knie, Blick über die linke Schulter, fünf tiefe Atemzüge. Hebe deine Arme wieder hoch und dann öffne sie wie **Kaktusarme**. Bilde rechte Winkel mit deinen Armen. Zuerst werden die Schultern warm, dann die Oberarme, die Unterarme, die Hände. Fünf Atemzüge, dann strecke die **Arme** zur Seite aus. Lasse sie nach **hinten und unten** absinken. Balle deine Hände hinter deinem Rücken zu Fäusten, ziehe die Schulterblätter zusammen und die Arme von dir weg. Richte den Blick nach oben für fünf tiefe Atemzüge. Löse den Griff der Hände, führe die Arme über die Seite nach oben und schließe sie vor deinem Herzen.

Komme in einen **Vierfüßlerstand** auf deine Matte. Der Rücken ist neutral. Atme ein und aus, dann beginne mit **Katze – Kuh**. Hebe mit dem Einatmen Kopf und Gesäß und mache ein Hohlkreuz. Mit dem Ausatmen schaue zwischen deinen Beinen durch und mache deinen Rücken ganz rund. Drücke dich aus den Schultern heraus. Bei Katze – Kuh mobilisierst du die Wirbelsäule und regst die Verdauung an. Wiederhole diese Abfolge fünf Mal.

Dann bringe den Rücken wieder in eine neutrale Position und schiebe dich nach oben in den **herabschauenden Hund**. Füße etwa 15 bis 20 Zentimeter auseinander, Hände aufgefächert, Ring- und Mittelfinger nach vorne, Daumen zueinandergedreht. Die Beine können leicht gebeugt sein, den Rücken machst du breit und lang. Bleibe so für fünf Atemzüge, dann schaue nach vorne zu deinen Händen, steige nach vorne. Zwischen deinen Beinen angekommen lasse dich in der **stehenden Vorbeuge** nach vorne baumeln. Du kannst auch mit den Händen deine Ellbogen umfassen. Bleibe so für fünf Atemzüge. Dann bringe die linke Hand vor dir auf die Matte und führe den rechten Arm nach oben. Drehe den Rücken nach rechts auf und schaue nach oben zur Hand. Du bist in einer **Drehhaltung**. Das linke Bein kannst du abwinkeln. Bleibe so für fünf Atemzüge, dann wechsle auf die andere Seite. Nach fünf Atemzügen bringe den linken Arm zum rechten nach unten in die **Vorbeuge** und rolle Wirbel für Wirbel nach oben zum Stehen.

Mache im Fluss deines Atems vier **Sonnengrüße**. Beim letzten herabschauenden Hund stoppst du, bringst die Knie auf die Matte und rutscht mit den Händen nach vorne. Nase, Kinn oder sogar Brustkorb berühren den Boden, deine **Welpen-Position**. Bleibe so für fünf Atemzüge, dann richte dich langsam in einen **Vierfüßlerstand** auf. Überkreuze die Beine unter dir und bringe sie nach vorne. Starte im aufrechten Sitz. Stelle beide Beine vor dir auf. Die Hände sind hinter deinem Rücken aufgesetzt. Lasse deinen Oberkörper leicht nach hinten absinken, sodass du deine Bauchmuskeln spüren kannst. Hebe deine Beine an, deine Waden sind parallel zur Yogamatte. Löse deine Hände vom Boden und strecke sie auf Schulterhöhe nach vorne aus. Jetzt bist du im **Boot**. Bleibe so für fünf tiefe Atemzüge. Dann senke die Beine ab und rolle mit den Armen an der Seite langsam auf deine Matte. Unten angekommen sind die Hände nahe an den Fersen. Spanne dein Gesäß an und heb dich hoch in eine **Schulterbrücke**. Bleibe so für fünf tiefe Atemzüge. Rolle langsam wieder auf die Matte. Ziehe das rechte Knie zu dir. Nimm es in die linke Hand und drehe es über dein rechtes Bein auf deine linke Seite. Den rechten Arm steckst du zur Seite aus, Blick zur rechten Hand. Bleibe für fünf Atemzüge im **Krokodil**. Dann rolle zurück zur Mitte, ziehe erst beide Knie zu dir.

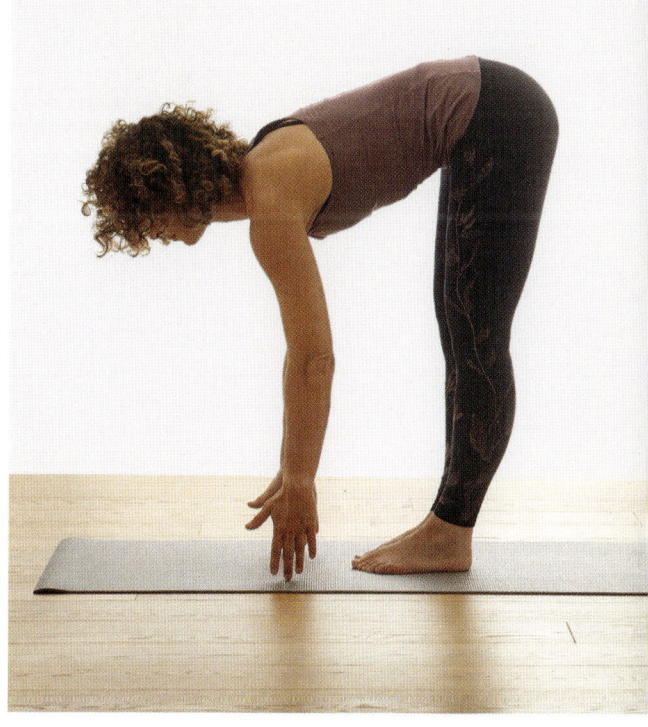

Bei halber Vorbeuge und Vorbeuge kannst du, wenn es nicht anders geht, die Beine auch leicht beugen.

Strecke das rechte Bein aus und ziehe das linke Knie zu dir. Lege die rechte Hand aufs linke Knie. Drehe nun das linke Knie über dein rechtes Bein, strecke den linken Arm aus, Blick zur linken Hand. Nach fünf Atemzügen komme zurück zur Mitte, ziehe noch einmal die Beine zu dir, mache ein kleines Paket, spanne alle Muskeln an. Dann löse den Griff und komme in deine Abschlussentspannung **Savasanah**.

In jeder Yoga-Position wird der Blutkreislauf an einer anderen Stelle unterbrochen. Jetzt kann das Blut wieder durch deinen ganzen Körper fließen und das Yoga seine volle Wirkung entfalten.

10-MINUTEN-MORGEN-FLOW

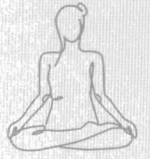

Schneidersitz

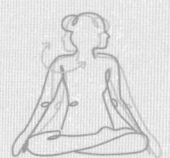

Drehung links und rechts

 →

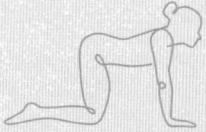

Vierfüßlerstand

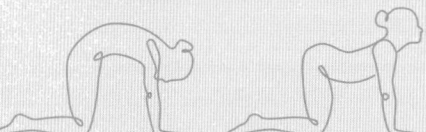

Fünf Mal Katze – Kuh

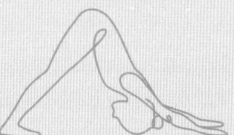

Herabschauender Hund →

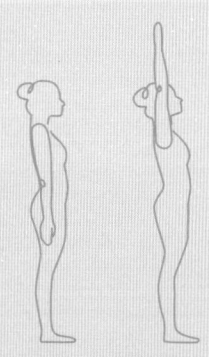

Vier Sonnengrüße →

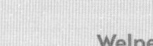

Welpe

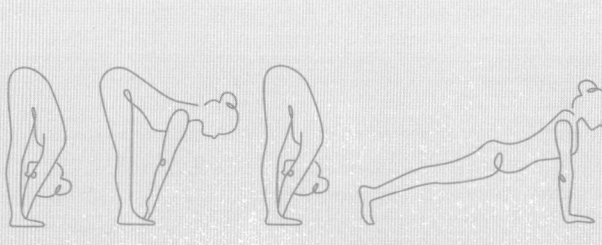

Vierfüßlerstand

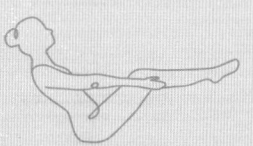

Boot →

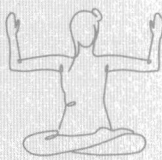

Kaktusarme

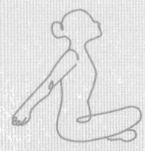

Arme nach hinten unten

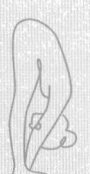

Stehende Vorbeuge

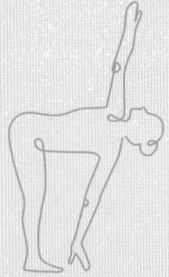

Drehung links und rechts

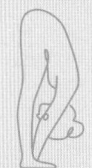

Stehende Vorbeuge

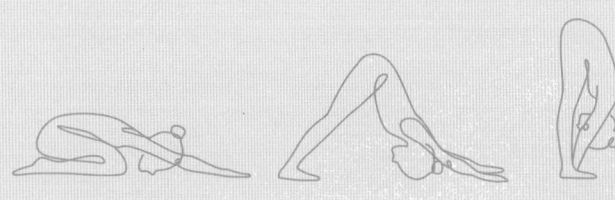
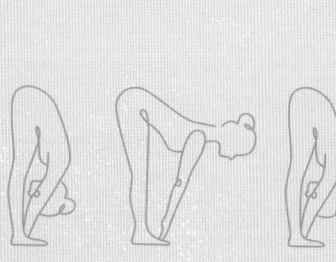
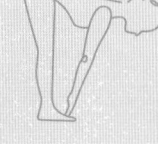
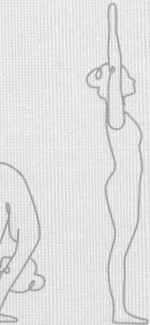
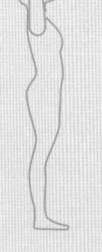
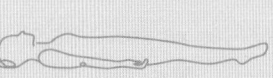

Schulterbrücke

Krokodil links und rechts

Savasanah

YOGA 3: LASSE LOS UND FÜHLE DEN FLOW

20-MINUTEN-MORGEN-FLOW

Heute ist Zeit für eine lange Morgen-Yoga-Einheit. Perfekt! Diese 20 Minuten tun dir sicher so richtig gut, entspannen dich und schenken dir Kraft für den Tag.

Wir beginnen in Rückenlage in **Savasanah**. Schließe nochmals kurz die Augen und lasse dich schwer in den Boden sinken. Bleibe so für fünf bewusste, tiefe Atemzüge. Öffne die Augen und ziehe deine Knie zur Brust. Schaukle ein paar Mal von links nach rechts. Dann ziehe dein rechtes Knie zu dir. Strecke dein linkes Bein aus. Drehe dein rechtes Knie mit der linken Hand über dein linkes Bein. Strecke den rechten Arm zur Seite aus, Blick zur rechten Hand. Bleibe für fünf Atemzüge im **Krokodil**. Rolle zurück zur Mitte, ziehe beide Knie zu dir. Nun strecke das rechte Bein aus und ziehe das linke Knie zu dir. Drehe mit der rechten Hand das linke Knie über dein rechtes Bein. Strecke den linken Arm aus, Blick zur linken Hand. Komme nach fünf Atemzügen zurück zur Mitte. Ziehe nochmals beide Beine zu dir, bringe die Hände in die Kniekehlen und schaukle nach oben. Wir treffen uns im **Vierfüßlerstand** auf der Matte.

Bringe den Rücken in eine neutrale Position. Atme ein und aus, dann beginne mit **Katze – Kuh**. Hebe mit dem Einatmen Kopf und Gesäß und mache ein Hohlkreuz. Mit dem Ausatmen schaue zwischen deinen Beinen durch und mache deinen Rücken ganz rund.

Drücke dich aus den Schultern heraus. Bei Katze – Kuh mobilisierst du die Wirbelsäule und regst die Verdauung an. Wiederhole diese Abfolge fünf Mal.

Bringe den Rücken wieder in eine neutrale Position und schiebe dich nach oben in den **herabschauenden Hund**. Füße etwa 15 bis 20 Zentimeter auseinander, Hände aufgefächert, Ring- und Mittelfinger nach vorne, Daumen zueinandergedreht. Die Beine können leicht gebeugt sein, den Rücken machst du breit und lang. Bleibe so für fünf Atemzüge. Dann schaue nach vorne zu deinen Händen, steige nach vorne. Zwischen deinen Beinen angekommen lasse dich in der **stehenden Vorbeuge** nach vorne baumeln. Du kannst auch mit den Händen deine Ellbogen umfassen. Bleibe so für fünf Atemzüge. Dann bringe die linke Hand vor dir auf die Matte und führe den rechten Arm nach oben. Drehe den Rücken nach rechts auf und schaue nach oben zur Hand. Du bist in einer **Drehhaltung**. Das linke Bein kannst du abwinkeln. Bleibe so für fünf Atemzüge, dann wechsle auf die andere Seite. Nach fünf Atemzügen bringe den linken Arm zum rechten nach unten in die **Vorbeuge** und rolle Wirbel für Wirbel nach oben zum Stehen.

Weiter geht es mit vier **Sonnengrüßen**. Dann stoppe in der **Berghaltung**. Nimm fünf tiefe Atemzüge, dann fließen wir wei-

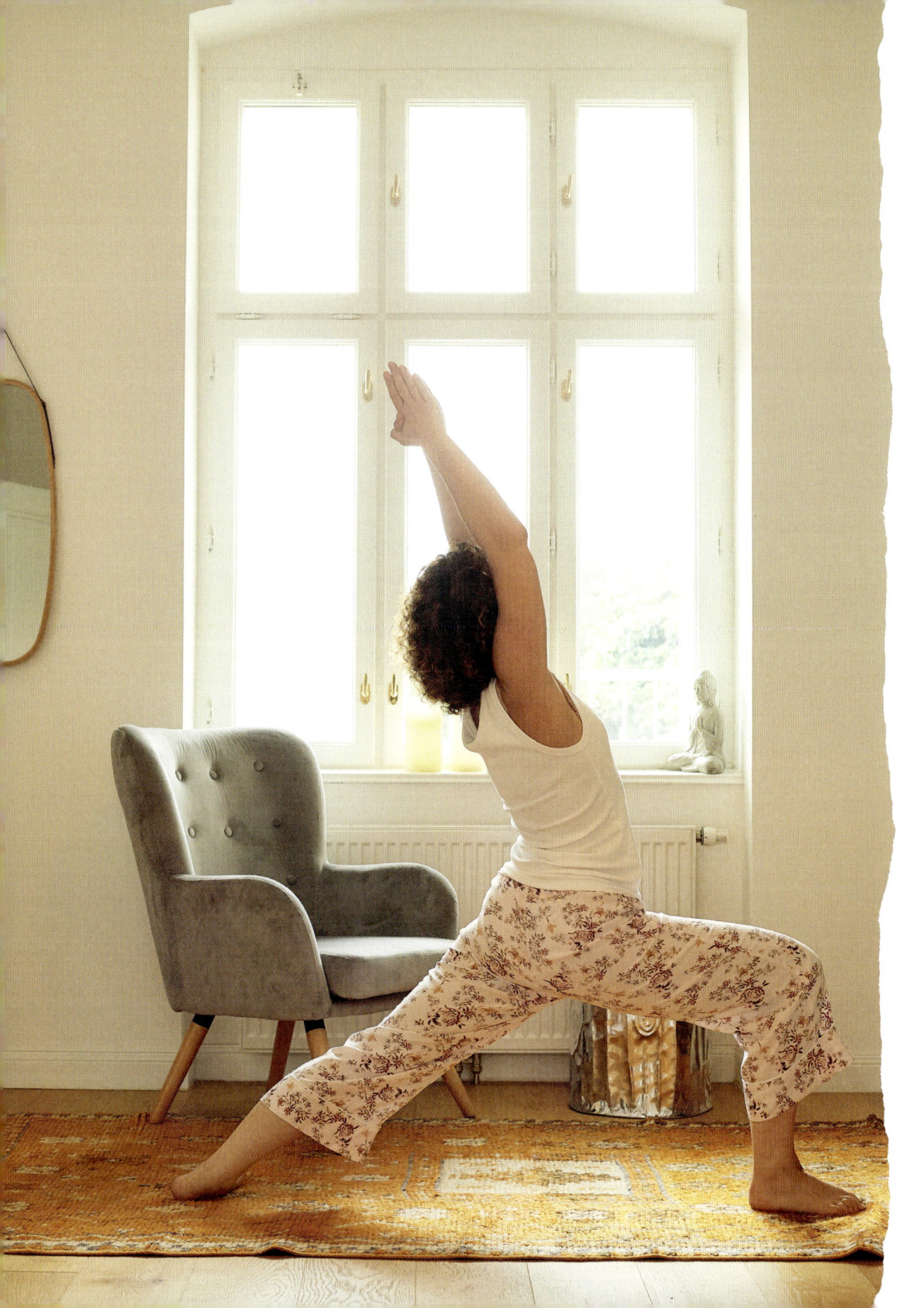

20-MINUTEN-MORGEN-FLOW

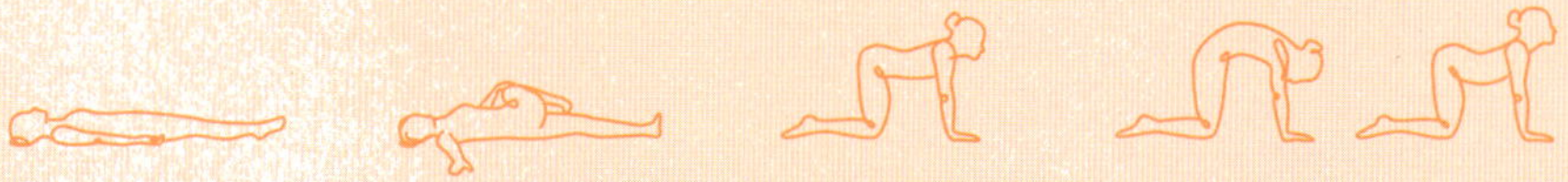

Savasanah

Krokodil links
und rechts

Vierfüßlerstand

Fünf Mal Katze – Kuh →

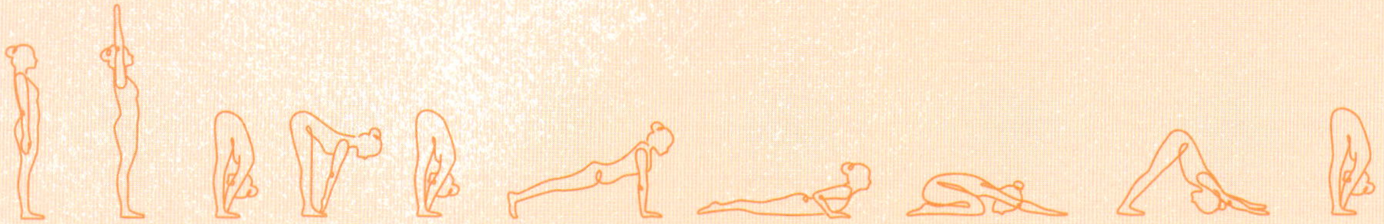

Vier Sonnengrüße →

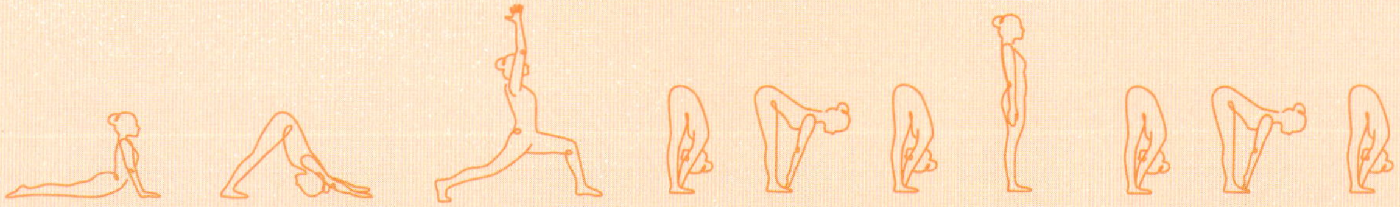

Heraufschau-
ender Hund

Herabschau-
ender Hund

Hoher Ausfall-
schritt rechts

Volle / halbe / volle
Vorbeuge

Berg-
haltung

Volle / halbe / volle
Vorbeuge →

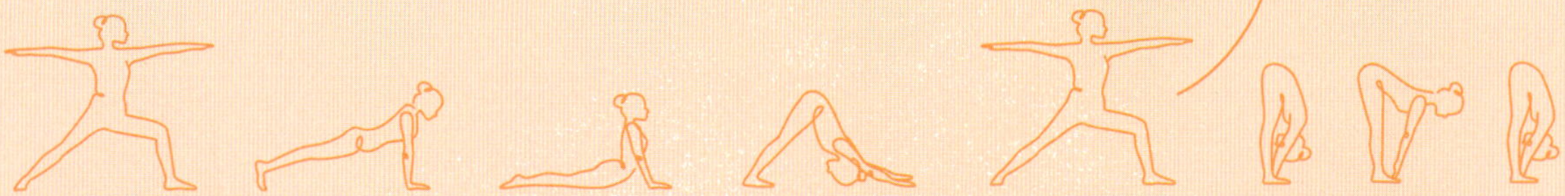

Krieger 2

Planke

Heraufschau-
ender Hund

Herabschau-
ender Hund

Krieger 2

Volle / halbe / volle →
Vorbeuge

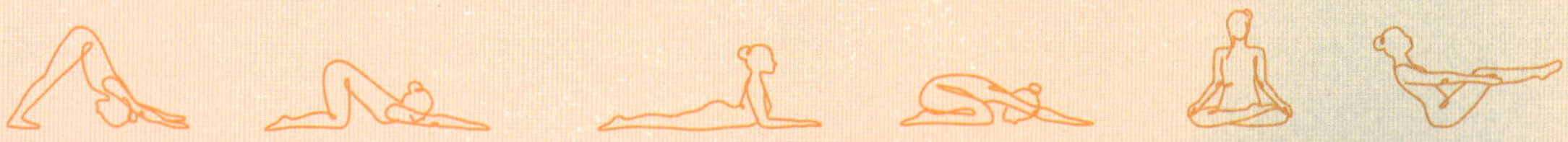

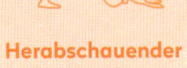

Herabschauender
Hund

Welpe

Sphinx

Kind

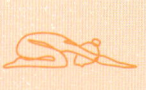

Schneider-
sitz

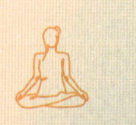

Boot →

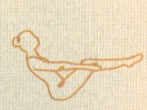

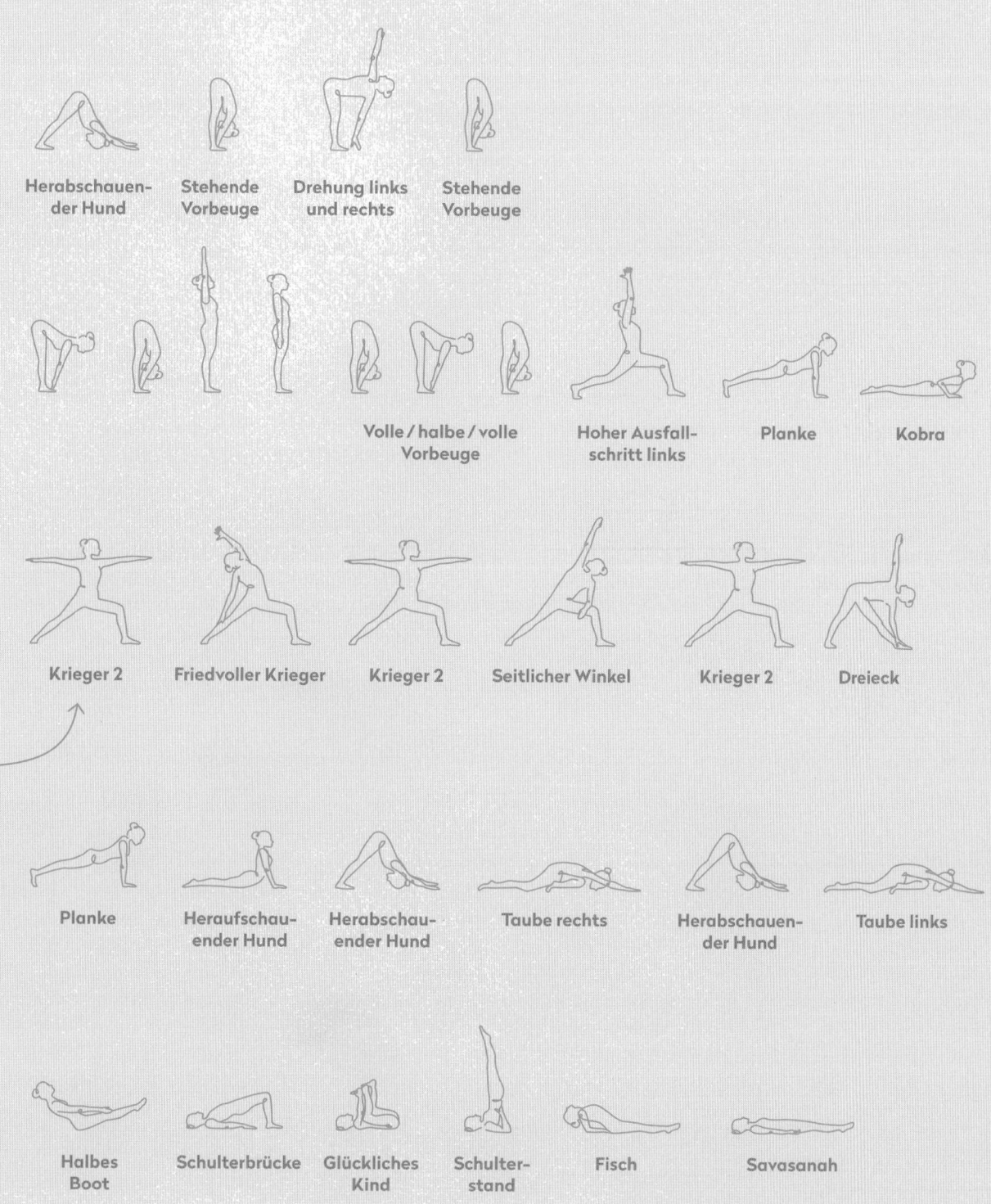

Herabschauen-
der Hund

Stehende
Vorbeuge

Drehung links
und rechts

Stehende
Vorbeuge

Volle / halbe / volle
Vorbeuge

Hoher Ausfall-
schritt links

Planke

Kobra

Krieger 2

Friedvoller Krieger

Krieger 2

Seitlicher Winkel

Krieger 2

Dreieck

Planke

Heraufschau-
ender Hund

Herabschau-
ender Hund

Taube rechts

Herabschauen-
der Hund

Taube links

Halbes
Boot

Schulterbrücke

Glückliches
Kind

Schulter-
stand

Fisch

Savasanah

ter. **Volle Vorbeuge, halbe Vorbeuge, volle Vorbeuge**. Steige mit dem rechten Fuß nach hinten, hebe dich hoch in den **hohen Ausfallschritt** (auch High Lunge genannt) und setze dich tief. Bleibe so für fünf Atemzüge. Dann bringe die Hände auf die Matte, steige zurück in die **Planke**, senke dich halb zur Matte ab. Komme in die **Kobra** oder strecke die Arme durch und hebe dein Becken aus der Kobra in den **heraufschauenden Hund**, schiebe dich zurück in den **herabschauenden Hund**. Bleibe so für fünf Atemzüge. Dann steige mit dem rechten Fuß nach vorne und hebe dich in den **hohen Ausfallschritt** auf der anderen Seite. Setze dich tief. Bleibe so für fünf Atemzüge. Dann bringe die Hände auf die Matte, steige nach vorne zwischen deine Hände. **Volle Vorbeuge, halbe Vorbeuge, volle Vorbeuge**. Richte dich mit geradem Rücken auf.

Wir fließen weiter. **Volle Vorbeuge, halbe Vorbeuge, volle Vorbeuge**. Steige mit dem rechten Fuß nach hinten, stelle den rechten Fuß quer, komme nach oben in den **Krieger 2**. Deine Fersen sind auf einer Linie. Drehe deine Hüfte nach rechts und nimm die Spannung in deinen Oberschenkeln wahr. Das linke Knie ist über der linken Ferse. Atme tief ein und hebe deine Arme, sodass sie parallel zum Boden stehen und über deinen Oberschenkeln schweben. Drehe die Handflächen zum Boden. Öffne die Schulterblätter und die Brust, der Blick geht nach vorne. Bleibe so für fünf Atemzüge. Drehe die vordere Hand auf, strecke den Arm diagonal nach oben, sodass du eine Dehnung in der Körperseite spürst. Folge mit deinem Blick der Hand. Jetzt bist du im

Reverse Warrior, dem **friedvollen Krieger**. Führe den hinteren Arm so weit wie möglich das hintere Bein entlang und lege die Hand am Unter- oder Oberschenkel ab. Bleibe so für fünf Atemzüge. Komme zurück in den **Krieger 2**. Lege den linken Ellbogen aufs linke Knie, bringe den rechten Arm nach oben. Du bist nun im **seitlichen Winkel**. Bleibe so für fünf Atemzüge. Komme zurück in den **Krieger 2**. Strecke das linke Bein, schiebe dich nach vorne, bringe die linke Hand vor den linken Knöchel. Drehe den Rücken auf, Blick nach oben zur rechten Hand. Bleibe für fünf Atemzüge im **Dreieck**. Komme zurück in den **Krieger 2**. Bringe den hinteren Arm nach vorne, gehe in die **Planke**, senke dich halb zur Matte ab, leg die Füße um, schiebe dich in den **heraufschauenden Hund**, zurück in den **herabschauenden Hund**. Bleibe so für fünf Atemzüge, dann steige mit dem rechten Fuß nach vorne und hebe dich in den **Krieger 2** auf der anderen Seite. Wiederhole den gesamten Flow auch auf dieser Seite, bis du wieder im Krieger 2 landest. Bringe die Hände auf die Matte, steige nach vorne zwischen deine Hände. **Volle Vorbeuge, halbe Vorbeuge, volle Vorbeuge**. Richte dich mit geradem Rücken auf.

Wir fließen noch eine Runde weiter. **Volle Vorbeuge, halbe Vorbeuge, volle Vorbeuge**. Steige zurück in die **Planke**, senke dich halb zur Matte ab. Hebe dich in den **heraufschauenden Hund**, komme zurück in den **herabschauenden Hund** und hebe dein rechtes Bein. Schiebe dein rechtes Knie nach vorne zu deiner Stirn und dann lege den Unterschenkel auf der Matte quer. (Achtung: Dein Knie darf sich nicht verdreht anfühlen oder schmerzen!) Nun bringe die rechte Gesäßhälfte Richtung Boden, strecke das linke Bein nach hinten aus und lege den Fußspann ab. Du bist in der **Taube**. Senke dich auf die Matte ab und nimm fünf tiefe Atemzüge. Richte dich auf und schiebe dich direkt zurück in den **herabschauenden Hund**. Dann hebe dein linkes Bein und mache die **Taube** auf der linken Seite. Nach fünf Atemzügen komme zurück in den **herabschauenden Hund**. Lasse die Knie auf die Matte sinken und rutsche nach vorne in die **Welpen-Pose**. Nase, Kinn oder Brust berühren den Boden. Öffne deinen Herzraum. Lasse die Unterarme auf der Matte. Platziere die Ellbogen unter den Schultern, die Unterarme sind auf der Matte nach vorne ausgerichtet. Die Beine sind geschlossen und das Schambein schiebt in den Boden. Nun richte den Oberkörper mit der Einatmung auf. Das ist die **Sphinx**. Achte darauf, das Gesäß anzuspannen und nicht im Hohlkreuz zu hängen. Nach fünf Atemzügen schiebe dich zurück in die **Position des Kindes**. Komme kurz zur Ruhe und sammle etwas Kraft.

Wir wollen noch die Bauchmuskeln aktivieren. Richte dich achtsam auf, überkreuze die Beine unter dir, bringe sie nach vorne. Starte im **Schneidersitz**. Stelle beide Beine vor dir auf. Die Hände sind hinter deinem Rücken aufgesetzt. Lasse deinen Oberkörper leicht nach hinten absinken, sodass du deine Bauchmuskeln spüren kannst. Hebe deine Beine an, eine Waden sind parallel zur Yogamatte. Löse deine Hände vom Boden und strecke sie auf Schulterhöhe nach vorne aus. Jetzt bist du im **Boot**. Bleibe so für

fünf Atemzüge. Lehne dich weiter zurück und strecke die Beine etwa 20 Zentimeter über dem Boden aus. Das ist das **halbe Boot**. Halte für fünf Atemzüge. Wiederhole diese Abfolge noch zwei Mal. Dann stelle die Füße auf und rolle mit den Armen an der Seite langsam auf deine Matte. Unten angekommen sind die Fingerspitzen nahe an den Fersen. Spanne dein Gesäß an und hebe dich hoch in eine **Schulterbrücke**. Bleibe so für fünf tiefe Atemzüge. Dann rolle langsam auf die Matte. Ziehe die Knie zu dir und greife die Außenkanten deiner Füße. Schaukle in dieser Position des **glücklichen Kindes** (auch Happy Baby) ganz leicht von links nach rechts. Dann schließe deine Beine vor deinem Herzen und hebe dich hoch in den **Schulterstand**, die Kerze. Bleibe so für fünf tiefe Atemzüge. Dann lasse die Beine leicht über dem Kopf absinken und rolle Wirbel für Wirbel auf die Matte. Unten angekommen bringe die Hände unter dein Gesäß, hebe dich auf deine Unterarme und lasse den Kopf sinken. Bleibe im **Fisch** für fünf Atemzüge. Ziehe deine Hände unter deinem Körper hervor und komme in deine Abschlussentspannung **Savasanah**.

Bleibe mindestens zwei Minuten liegen. Bringe wieder kleine Bewegungen in Hände und Füße. Strecke dich aus und rolle über deine Lieblingsseite zum Sitzen. Atme im **Schneidersitz** nochmals tief ein und aus und sage dir selbst DANKE. Du hast deinen Morgen-Flow durchgezogen. Gratuliere!

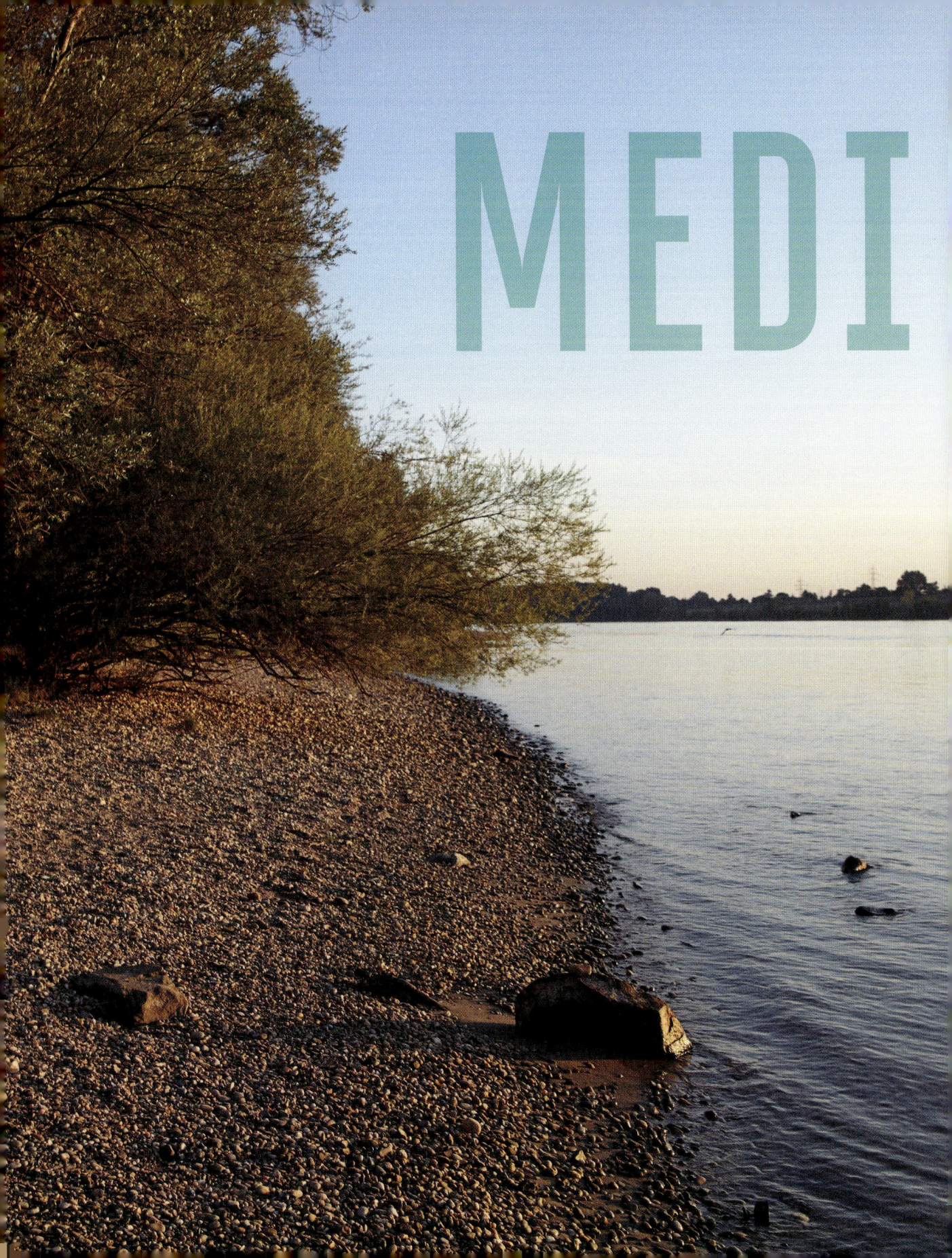

MEDI

TATION

Meditation ist wie Urlaub fürs Gehirn. Morgens zu meditieren macht uns klarer, fokussierter und konzentrierter. Schon ein paar Minuten in Stille bereiten dich perfekt auf den Tag und die hektische Welt vor.

RUHE
BRINGT SCHWUNG

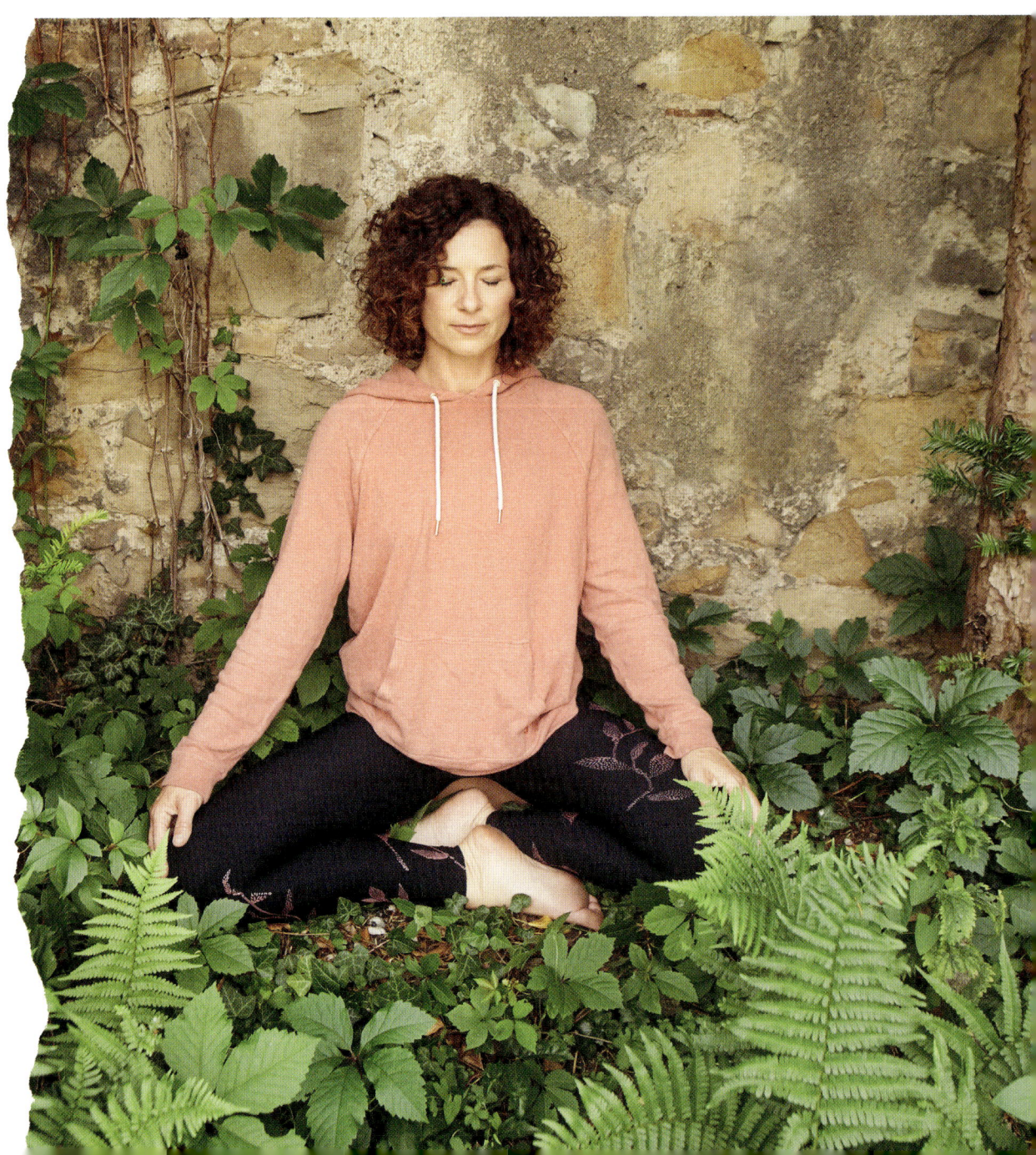

Oft fällt es uns wirklich schwer, das Wesentliche zu erkennen, den Moment zu genießen, eine Aufgabe vollständig zu erledigen oder uns mit ganzer Aufmerksamkeit einer uns wichtigen Person zu widmen. Eine bewährte Methode zur Beruhigung und Fokussierung des Geistes ist die Meditation.

Ich und meditieren? 20 Minuten einfach nur dasitzen? Als sehr aktiver Mensch schien es mir noch vor ein paar Jahren völlig undenkbar, auch nur ein paar Minuten täglich stillzusitzen. Heute beginne und beende ich jede meiner Yogastunden mit einer Meditation. Auch morgens: Im Außen still zu starten hilft mir, mein Inneres zu sortieren. Auch wenn es nur ein paar bewusste Minuten am Morgen sind, kann ich damit den Fokus auf das Wesentliche richten. In nur einer Minute (und eine Minute passt in jede Morgenroutine), in der man äußerlich still ist, beginnt man zu hören, zu sehen und zu spüren. Nichts lenkt ab, die Informationsflut trifft uns früh genug. Es tut unglaublich gut, gerade morgens erst einmal nicht zu kommunizieren – kein rascher Blick aufs Handy, keine Nachricht, die schnell geschrieben werden muss. Dafür: Stille.

In spirituellen Kreisen, etwa im Kloster, ist es Usus, in aller Stille in den Tag zu gehen. Ich selbst habe diese Erfahrung zum ersten Mal in einem Yoga-Retreat gemacht. »Silent breakfast«, kein Wort vor der morgendlichen Yoga-Einheit, war die Vorgabe. Du kannst mir glauben, die ersten Tage waren nicht leicht für eine Plaudertasche wie mich, aber nach drei Tagen habe ich das »Nicht-reden-Müssen« genossen. Zurück zu Hause war der Umstieg heftig. Im Radiostudio hatte ich nach einer Stunde das Gefühl, mein Kopf würde explodieren, alles war so laut und so intensiv. Also habe ich mir die Stille in den Alltag geholt. Ich habe begonnen, mich jeden Morgen vor der Fahrt in die Arbeit einfach ein paar Minuten hinzusetzen und ein- und auszuatmen. Der Hype rund um Meditation mag abschreckend wirken, aber schon wenige Minuten Ruhe täglich haben mich regelrecht befreit. Der perfekte Einstieg in eine Meditationsroutine sind einfache Atemübungen. Vielleicht möchtest du dich ja darauf einlassen.

»DENN DER ATEM IST DAS LEBEN, UND WENN DU GUT ATMEST, WIRST DU LANG LEBEN AUF ERDEN.«

SELVARAJAN YESUDIAN

ERST MAL DURCHATMEN

Jeder, der atmen kann, kann auch meditieren.

Beim Yoga lassen wir uns von unserem Atem durch Bewegungen führen. Beim Meditieren kontrollieren wir unseren Atem und werden dadurch ruhig und klar. Es ist faszinierend: Jeder, der atmen kann, kann eigentlich auch meditieren. Es ist tatsächlich so einfach! Wir atmen von der ersten Sekunde unseres Lebens an ganz automatisch. Im Schnitt zwölf Mal in der Minute. Das sind 720 Atemzüge in der Stunde und 17.280 an einem Tag. In einem Jahr atmest du durchschnittlich 6.307.200 Mal. Der Mensch kann ohne Essen ca. 40 Tage überleben, ohne zu trinken etwa fünf Tage, aber ohne Luft nur ein paar Minuten. Luft besteht zu 21 Prozent aus Sauerstoff. Wir brauchen unseren Atem, um Nährstoffe zu oxidieren, also zu verbrennen. Nur so gewinnen wir Energie, die unseren Körper in Gang hält. Im Yoga heißt es dazu: Jeder Atemzug schenkt dir Prana, neue Lebensenergie.

Obwohl Atmen für uns lebensnotwendig ist, tun wir es meist ganz nebenbei und unachtsam und sehr oft falsch. Die meisten Menschen atmen nur mit einem kleinen Teil ihrer Lungenkapazität, die Atmung ist dann eher flach. Eine Folge davon kann unregelmäßige Atmung sein, die den Rhythmus des Gehirns stört. Und das wiederum führt zu körperlichen, emotionalen und mentalen Blockaden, die innere Konflikte und teilweise auch Krankheiten auslösen können. In Indien ist man davon überzeugt, dass jeder Mensch nur eine gewissen Anzahl von Atemzügen hat. Für ein langes Leben muss man mit seinen Atemzügen daher sparsam umgehen – und bewusst und langsam atmen. Wir kennen das alle: Läuft man zu schnell, kommt man außer Atem. In einer Stresssituation wird die Atmung schneller. Ist man erkältet und fällt die Atmung schwer, fühlt man sich extrem unwohl. Unsere Atmung hängt auch mit unserem Herzen zusammen. Bei Kurzatmigkeit schlägt auch das Herz schneller. Atmet man langsam, nährt das auch unser Herz. Durch tiefes Atmen bekommen wir mehr Sauerstoff in den Körper, was gut für unsere Organe, unser Immunsystem und Wohlbefinden ist. Flache Atmung führt dazu, dass zu wenig Sauerstoff in den Körper gelangt, was Kreislauf- sowie Verdauungsbeschwerden und auch Probleme im Nervensystem verursachen kann.

ATME DICH IN DEN TAG

Im Yoga heißen die Atemübungen Pranayama. Prana steht für Lebensenergie und Yama für Kontrolle. Pranayama ist also die Kontrolle der Lebensenergie. Wenn wir durch die Nase atmen, wirkt jeder Atemzug reinigend: Durch die Nasenschleimhäute werden drei Viertel des Staubes und möglicher Krankheitserreger abgefangen und neutralisiert. Regelmäßige Atemübungen reduzieren nachweislich Stress. Ein paar wenige Minuten bewusstes Ein- und Ausatmen täglich blenden dein Umfeld, deine Ängste und deine Sorgen aus. Was war und was kommen wird, ist nicht relevant. Du bist ganz im Hier und Jetzt.

Wie wäre es mit einem kleinen Selbstversuch? Setze dich aufrecht hin, schließe deine Augen und atme drei Mal tief durch die Nase ein und kraftvoll durch den Mund aus.

»Cleaning Breath«, reinigender Atem, heißt diese Übung. Schon diese drei Atemzüge bringen dich spürbar zur Ruhe, fördern die Konzentration und den Fokus auf das Wesentliche.
Atme noch einmal tief ein. Atmest du in deinen Brustkorb oder in deinen Bauch? Die meisten Menschen haben sich die Brustatmung angewöhnt. Dabei verwenden wir aber nur einen kleinen Teil der Lunge. Atmen wir in den Bauch, erhöhen wir die Kapazität der Lunge und führen unserem Körper mehr Sauerstoff zu. Die Bauchatmung regt den Stoffwechsel an, unterstützt unsere Verdauung und verbessert unser

allgemeines Wohlbefinden. Auch wenn es am Anfang ungewohnt ist: Versuche immer wieder bewusst tief in deinen Bauch einzuatmen – alles andere kommt von selbst. Du wirst sehen: Bereits fünf bis zehn Minuten bewusstes Atmen täglich schenken dir neue Energie.

DREI EINFACHE ATEMÜBUNGEN FÜR DEN START IN DEN TAG

Im Yoga ist die Atmung der Dreh- und Angelpunkt deiner Praxis. Ich möchte dir ein paar Atemübungen vorstellen, die du am Morgen anwenden kannst, um deinen Stress ein wenig loszulassen und besser in den Tag zu starten. Sie sind ganz einfach.

1. Der Atem der Yogis

Bleibe gleich nach dem Aufwachen noch ein paar Minuten im Bett liegen. Lege dich auf den Rücken. Die Arme liegen locker neben dem Körper. Richte deine Handflächen nach oben. Die Beine sind ausgestreckt oder abgewinkelt mit den Fußsohlen auf der Matratze. Halte die Augen geschlossen und entspanne deinen Körper.

Lege die Hände auf deinen Bauch und atme bewusst durch die Nase in den Bauchraum ein. Dein Bauch wölbt sich nach oben und dehnt sich in alle Richtungen aus. Atme über die Nase aus dem Bauch aus und ziehe dabei den Bauchnabel leicht nach innen und oben. Wiederhole diese Übung zehn Mal.

Nun lege deine Hände auf deinen Brustkorb. Atme durch die Nase tief in deinen Brustkorb ein und über die Nase wieder aus. Achte darauf, wie sich dein Brustkorb ausdehnt. Wiederhole auch diese Übung zehn Mal.

Jetzt lege deine Hände auf deine Schlüsselbeine und atme bewusst durch die Nase in den Schulterraum ein. Die Schlüsselbeine heben sich, der Schulterbereich dehnt sich aus. Atme aus dem Schulterraum über die Nase aus und senke die Schlüsselbeine ab. Wiederhole diese Übung fünf Mal.

Und nun kombinierst du diese drei Atmungen miteinander: Atme in den Bauch, sodass er sich nach oben wölbt, atme weiter in die Brust und dann in den Schulterbereich und hebe die Schlüsselbeine. Beim Ausatmen löse zuerst die Schlüsselbeine, senke dann die Brust. Zum Schluss atme die restliche Luft aus dem Bauch aus und ziehe dabei den Bauchnabel leicht nach innen und oben. Atme mehrere Male ruhig und tief in deinem Rhythmus ein und aus und nimm alle Empfin-

Ein paar wenige Minuten täglich, in denen du bewusst ein- und ausatmest, blenden dein Umfeld, deine Ängste und deine Sorgen aus. Was war und was kommen wird, ist nicht relevant. Du bist ganz im Hier und Jetzt.

dungen wahr, die mit dem Atem verbundenen sind. Nimm wahr, wie das Atemvolumen zunimmt. Spüre, wie du entspannter wirst und dein Geist ruhiger.

Wenn du möchtest, kannst du diese Übung auch im Sitzen ausprobieren. Richte deine Wirbelsäule gerade aus und öffne deinen Brustkorb. Du kannst dich zur Unterstützung auch an einer Wand anlehnen, damit Wirbelsäule und Schultern nicht nach vorne kippen.

2. Die 4-7-8-Atmung

Lege deine Zungenspitze hinter die oberen Schneidezähne an den Gaumen und atme langsam durch die Nase ein. Zähle dabei bis vier. Halte den Atem an und zähle bis sieben. Öffne den Mund, ohne die Zunge zu bewegen, und atme aus. Zähle dabei bis acht. Wiederhole die Übung fünf Mal.

Diese Atemübung hilft dir, ruhig zu werden, dich zu entspannen und den Kopf frei zu bekommen. Sie hilft dir, dich morgens zu fokussieren. Sie soll aber auch bei Schlaflosigkeit wirksam sein.

3. Die Wechselatmung

Hebe deine rechte Hand (Linkshänder können für diese Übung die linke Hand verwenden) und klappe Zeige- und Mittelfinger nach unten. Verschließe mit dem rechten Daumen dein rechtes Nasenloch und atme tief durch das linke Nasenloch aus. Atme durch das linke Nasenloch tief ein und verschließe dann mit dem Ringfinger der rechten Hand auch das linke Nasenloch. Halte den Atem an und zähle bis vier. Löse den Daumen vom rechten Nasenloch und atme vollständig aus. Atme durch das rechte Nasenloch tief ein, verschließe mit dem rechten Daumen das rechte Nasenloch, halte den Atem an, zähle bis vier und löse den Ringfinger vom linken Nasenloch. Atme aus, dann wieder links ein. Der Kreislauf beginnt von Neuem. Wiederhole die Atmung fünf Mal auf jeder Seite.

Die Wechselatmung reinigt deine Energiekanäle, erhöht den Sauerstoffgehalt im Blut, stärkt das Zwerchfell, hilft gegen Müdigkeit und Kopfschmerzen und bringt die rechte und linke Gehirnhälfte in Balance.

Wie fühlst du dich nach einer dieser Atemübungen? Stellt sich ein Gefühl von Ruhe und Gelassenheit ein? Ein großer Schritt zu deiner täglichen Meditations- und/oder Yogapraxis ist gemacht!

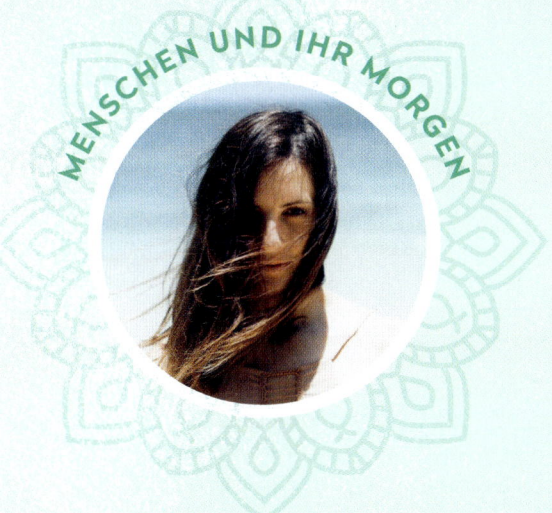

JULIA DUJMOVITS

SNOWBOARD-OLYMPIASIEGERIN, YOGALEHRERIN, UNTERNEHMERIN

• • • • • •

Sportler, die regelmäßig meditieren, schaffen es nicht nur, fokussierter in Wettkämpfe zu gehen, sie senken auch nachweislich ihr Verletzungsrisiko. Für Olympiasiegerin Julia Dujmovits gehört Meditation zur täglichen Morgenroutine.

Wie wäre es, wenn Menschen auf der ganzen Welt eine Minute gemeinsam bewusst atmen würden? Eine Minute im Gleichklang – welche Energie würde entstehen, welche Verbindung zueinander und wie könnte man diese Minute synchronisieren? Olympiasiegerin Julia Dujmovits sitzt um vier Uhr morgens am Strand und meditiert im Sonnenaufgang, als sie diesen Gedanken fasst. Am selben Tag präsentiert sie ihre Idee als Keynote-Speakerin auf einer Konferenz und findet Investoren. Ihre App RE/MIND ist geboren.

Kaprun – Ein Drama verändert das Leben

Julia ist eine beeindruckende Frau. Geboren im Burgenland, Österreichs flachstem Bundesland, weiß sie früh, was sie erreichen will: Gold bei den olympischen Spielen im Snowboarden. »Ich hatte ein Ziel und habe einfach einen logischen Schritt nach dem anderen gemacht – bis zum Gold.« Als 13-Jährige ist sie mit ihrer Trainingsgruppe in Kaprun. Ein sonniger Morgen, eine lange Schlange vor der Standseilbahn. Ihr Bruder überredet sie, die Gondel zu nehmen – eine Entscheidung, die beiden das Leben rettet. Freunde und Trainingskollegen kommen bei

»MIT MEDITATION ERÖFFNET SICH DIR EINE GANZ NEUE WELT. BUNTER, VIELFÄLTIGER, RUHIGER UND SCHÖNER.«

der Brandkatastrophe in Kaprun ums Leben. »Seit damals versuche ich, jeden Tag meines Lebens ganz bewusst zu leben. Seit diesem Morgen mache ich alles, was ich tue, aus vollem Herzen und frage mich, ob es okay wäre, wenn mein Leben heute zu Ende wäre.«

Morgenroutine als Wegweiser

Klarheit sucht und findet Julia in ihrer Morgenroutine. Die bekennende Frühaufsteherin lässt sich von der Sonne wecken. Sie steht auf, notiert, was alles zu tun ist, und erledigt unangenehme Dinge wie die Buchhaltung zuerst, um dann mehr Zeit für sich zu haben. Zeit, sich einfach ruhig hinzustellen und ein- und auszuatmen. Tadasana – die Berghaltung im Yoga. Von außen betrachtet steht Julia einfach nur da und atmet. Ihren Blick richtet sie dabei nach innen und findet in der Stille Klarheit. Manchmal steht sie eine Minute da, manchmal sind es zwei Stunden. Wenn sie spürt, dass es an der Zeit ist, läuft sie eine Runde, macht Yoga, einen zehn Minuten dauernden Kopfstand ...

Ein Leben im Flow

»Die Dinge, die passieren sollen, werden auch passieren« – davon ist Julia überzeugt. Auch in ihrer aktiven Sportlerinnenkarriere legt sie ihren Fokus auf diese Klarheit, egal ob sie gewinnt oder verliert. Wichtig ist es ihr, alles, was sie tut, in vollem Bewusstsein zu machen. Ganz bei sich, ganz in ihrem

Flow zu sein. Egal ob auf dem Snowboard, auf der Yogamatte oder auf ihrem Surfbrett. Vorübergehend beendet hat die Olympiasiegerin ihr Leben als Spitzensportlerin ganz spontan während eines Interviews. »Das war nicht geplant. Als ich vor die Kamera getreten bin, wusste ich: Das war's. Ich muss weitergehen.« Es folgen Operationen am Knie und eine lange Regenerationsphase. In dieser Zeit entdeckt Julia das bewusste Atmen als Heilmittel für sich. Hat sie Schmerzen, dann versucht sie, ihren Atem ganz bewusst zu diesen Punkten zu führen und so Blockaden zu lösen. »Für mich ist bewusstes Atmen die Essenz von Yoga. Durch bewusstes Atmen erreicht man Heilung und wahre Präsenz.«

Mit ihrer App RE/MIND, für die sie Investoren und Unterstützer rund um den Globus gefunden hat, möchte sie der Welt etwas zurückgeben. Sie ist fest davon überzeugt, dass das gemeinsame Atmen auch auf die Welt heilend wirkt. Wie man beginnt, bewusst zu atmen? Ganz einfach vier Sekunden einatmen, sechs Sekunden ausatmen, eine Minute lang. »Das schaffen sogar meine Großeltern«, meint sie lächelnd. Und weiter über ihren perfekten Morgen: »Wenn ich in der Natur aufwache, egal ob am Meer oder in den Bergen, und die Welt in aller Stille in ihrer Schönheit wahrnehme, dann komme ich in Bewegung, in meinen Flow, in dem alles möglich ist – immer meinem Herzen folgend.«

VOM BEWUSSTEN ATMEN
ZUR MEDITATION

Die Heilkraft der Meditation ist schon seit vielen tausend Jahren bekannt. So richtig hip geworden ist Meditieren aber erst in letzter Zeit. Jeder, der etwas auf sich hält, meditiert, und Meditations-Apps für Smartphones verkaufen sich wie warme Semmeln. Aber ganz ehrlich: Um zu Meditieren, braucht es keine App, sondern nur einen ruhigen Ort, ein paar Minuten täglich, ein bisschen Sitzfleisch und Durchhaltevermögen. Meditieren ist ganz einfach, man muss es nur wirklich wollen.

Seit einigen Jahren wird die positive Wirkung von Meditation verstärkt an Universitäten rund um den Globus erforscht. Uns Menschen gehen täglich um die 60.000 Gedanken durch den Kopf, und zwar unabhängig davon, ob wir kurz vor der Erleuchtung oder kurz vor dem Burnout stehen. Milliarden von Informationen, viele davon mit negativer Schwingung, fluten unser Nervensystem. Die Folgen können im gesamten Körper spürbar sein: cholerische Ausbrüche, Magenkrämpfe, dauernde Müdigkeit, Kopfweh.

Meditation kann dieses gedankliche Trommelfeuer stoppen. Durch die tiefe Ruhe werden Blockaden, Stress und Spannungen aus dem Nervensystem gelöst. So wird der Geist freier und klarer, die Psyche ausgeglichener und harmonischer, der Körper entspannter und unser Verhalten entkrampfter und natürlicher. Je freier von Spannung und Stress Geist und Herz sind, umso wacher werden wir innerlich. Unsere Intuition wächst und wir handeln häufiger richtig. Studien belegen, dass Menschen, die regelmäßig meditieren, weniger Schlaf brauchen und Schüler bessere Noten schreiben.

Um zu Meditieren, braucht es keine App, sondern nur einen ruhigen Ort, ein paar Minuten täglich, ein bisschen Sitzfleisch und Durchhaltevermögen.

Natürlich wirkt Meditation nicht wie eine Pille, die man einwirft, und alles ist gut. Die ersten Versuche zu meditieren sind für die meisten Menschen herausfordernd. Und zwar nicht nur weil es körperlich sehr schwierig ist, länger ganz ruhig und unbewegt dazusitzen, sondern auch weil vielleicht Emotionen hochkommen, mit denen man gar nicht gerechnet hat. Es kann sein, dass innere Konflikte und Traumata ans Licht kommen, auf die man ganz und gar nicht eingestellt ist.

MEDITATION AUS SICHT DER WISSENSCHAFT

Sitzen und Nichtstun. So sieht Meditation von außen betrachtet aus. Dabei passiert beim Meditieren enorm viel, vor allem in unserem Nervensystem. Eine zentrale Rolle spielt dabei der Vagus, der zehnte Nerv des Parasympathikus, der für Ruhe in unserem System zuständig ist. Er hilft uns, radikale Akzeptanz zu üben und lösungsorientiert zu denken. Meditation verändert die Reizverarbeitung im Nervensystem, indem sie Pausen schafft. Wir reagieren nicht sofort auf eine Stresssituation oder negative Emotionen, etwa durch Flucht oder Ablenkung. Stattdessen sehen wir unser Leben als Ganzes. Wir lassen all unsere Gedanken und Gefühle für einen Moment sein – ganz so, wie sie sind. Wir lernen sie anzunehmen, uns und unsere Emotionen so zu akzeptieren, wie sie eben sind. Ganz in der Gegenwart, im Jetzt zu sein. Regelmäßig zu meditieren hilft uns, den Vagus-Nerv zu aktivieren und wie einen Muskel zu trainieren. Das Ergebnis: langfristig mehr Energie, Achtsamkeit, Ruhe und Gelassenheit. Durch diese physiologischen Veränderungen können auch psychische Erkrankungen wie Depression, Schizophrenie oder das Borderline-Syndrom positiv beeinflusst werden. Meditation kann Schmerzen lindern und lässt bestimmte Gehirnregionen wachsen und sich komplexer vernetzen. Bei Menschen, die unter chronischen Schmerzen leiden, wurde bereits nach acht Wochen nachgewiesen, dass tägliche Meditation genauso effektiv wirkt wie starke Medikamente.
Meditation verstärkt auch die Aktivität des Enzyms Telomerase. Dieses Enzym ist wichtig für die langanhaltende Gesundheit der Zellen unseres Körpers und wirkt sich positiv auf die Lebenserwartung aus.

DREI MEDITATIONEN FÜR DEINEN TAG

Gerade für die ersten Versuche helfen geführte Meditationen. Alles, was du zu tun hast, ist, dir einen ruhigen Platz zu suchen und dich bequem aufrecht hinzusetzen. Ich habe dir drei Meditationen zusammengestellt, die dir helfen können, deine ersten Versuche zu starten. Vielleicht inspirieren sie dich, deine eigene Meditationspraxis zu finden. Du kannst dir die folgenden Meditationen durchlesen und dann nochmals in Gedanken ablaufen lassen. Oder du hörst dir die Meditationen an und machst einfach mit. Ich wünsche dir viel Freude beim Experimentieren!

»NICHT AUSSERHALB, NUR IN SICH SELBST SOLL MAN DEN FRIEDEN SUCHEN. **WER DIE INNERE STILLE GEFUNDEN HAT,** DER GREIFT NACH NICHTS, UND ER VERWIRFT AUCH NICHTS.«

BUDDHA

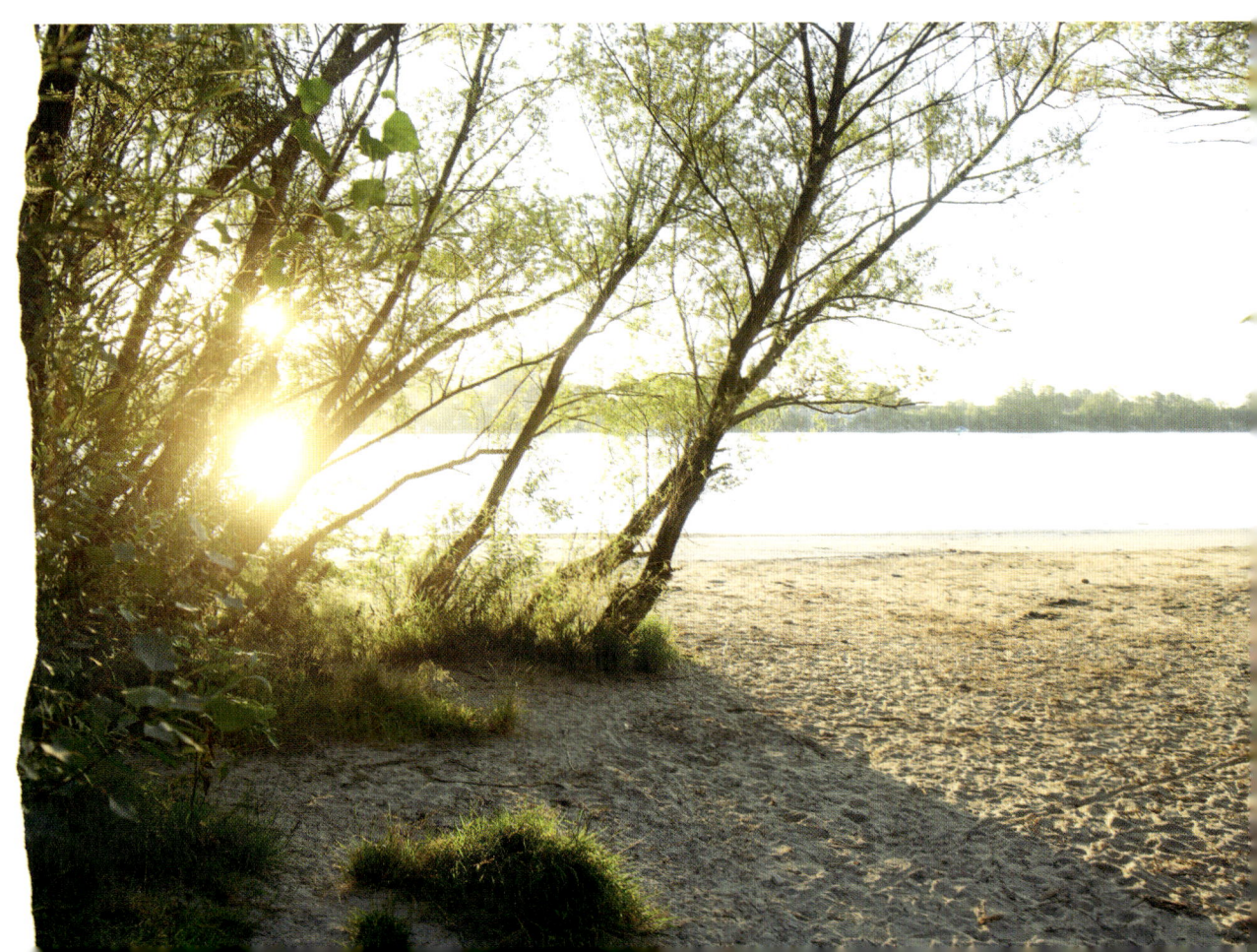

MEDITATION 1: GUTEN MORGEN, LEBEN

Setze dich mit geradem Rücken in eine für dich angenehme Sitzposition, z.B. in den Schneidersitz oder auf einen Stuhl. Falls du auf einem Stuhl sitzt, achte darauf, dass deine Füße den Boden berühren und du dich nicht anlehnst. Lege deine Hände auf deine Beine ab und finde eine Position, in der du die nächsten fünf bis zehn Minuten gut sitzen kannst.

Richte deine Aufmerksamkeit auf deinen Atem. Atme drei Mal tief durch deine Nase ein und langsam wieder aus. Spüre, wie sich beim Einatmen deine Bauchdecke hebt und beim Ausatmen wieder senkt. Atme danach in deinem normalen Atemrhythmus weiter.

Spüre in deinen Körper hinein. Wie fühlst du dich heute Morgen? Versuche deinen Körper wahrzunehmen, aber nicht zu bewerten. Lenke deine Aufmerksamkeit auf die einzelnen Körperbereiche: Spüre zuerst deinen rechten Fuß. Nimm wahr, wie sich dein rechter Fuß anfühlt. Wandere in Gedanken weiter zu deinem rechten Unterschenkel, über dein Knie zu deinem rechten Oberschenkel. Nimm dein ganzes rechtes Bein wahr.

Lenke deine Aufmerksamkeit auf deinen linken Fuß. Wandere mit deiner Aufmerksamkeit weiter zu deinem linken Unterschenkel, über das Knie zu deinem linken Oberschenkel. Spüre dein ganzes linkes Bein.

Wandere in Gedanken über deinen Beckenbereich zu deinem Bauch. Nimm wahr, wie sich deine Bauchdecke beim Einatmen hebt und beim Ausatmen senkt.

Wandere weiter zu deinem Brustkorb und spüre auch hier, wie sich dieser beim Einatmen hebt und beim Ausatmen senkt. Atme bewusst tief ein und langsam wieder aus.

Lenke deine Aufmerksamkeit auf deinen unteren Rücken. Wandere in Gedanken weiter nach oben und nimm deine Wirbelsäule und die Schulterblätter wahr.

Wandere jetzt mit deiner Aufmerksamkeit zu deinem rechten Oberarm, über den Ellbogen zu deinem rechten Unterarm und deiner rechten Hand. Spüre deinen ganzen rechten Arm.

Lenke deine Aufmerksamkeit zu deinem linken Oberarm, wandere über den Ellbogen zu deinem linken Unterarm und deiner linken Hand. Nimm deinen ganzen linken Arm wahr.

Spüre deinen Hals und den Nackenbereich. Lenke deine Aufmerksamkeit auf dein Gesicht. Spüre deine Lippen, deinen Kiefer, deine Zunge, wie sie locker im Mundraum liegt. Spüre den Luftzug in deiner Nase beim Ein- und Ausatmen. Nimm deinen gesamten Kopf und dein Gesicht wahr.

Atme jetzt drei Mal tief ein und langsam wieder aus. Spüre deinen Körper noch einmal als Ganzes – und wie er sich jetzt anfühlt.

Sage dir danach im Stillen folgenden Satz und wiederhole ihn mehrmals: »Ich bin voller Kraft.« Nimm noch einmal deinen gesamten Körper wahr, wie er voller Kraft und Energie ist. Wenn du so weit bist, öffne langsam deine Augen.

MEDITATION 2: HERBST-MEDITATION

Hier stelle ich dir eine Chakrenmeditation vor. Wie Yoga stammt auch das Wissen um die Chakren aus Indien. Als Chakren bzw. Chakras bezeichnet man Energiezentren in der Aura. Der Begriff selbst stammt aus dem Sanskrit und heißt übersetzt »Kreis« oder »Rad«. Es gibt sieben Hauptchakren, die entlang der Wirbelsäule liegen. Jedem Chakra wird eine Farbe (siehe Kasten rechts) zugeordnet. Bei meiner Farbmeditation sprechen wir mit jeder Farbe ein anderes Energiezentrum bzw. Chakra an.

Setze oder lege dich gemütlich hin. Schließe deine Augen und entspanne den ganzen Körper. Stell dir vor, du machst einen Spaziergang durch die herbstliche Natur. Du bist ganz aufmerksam und nimmst alle Farben wahr, die dir auf deinem Ausflug begegnen.

Rot: Du spazierst durch einen großen Park und genießt es, dabei die Natur um dich herum genau zu betrachten. Schaue dich ganz langsam um und nimm die Natur und die ganze Farbenpracht um dich herum wahr. Du entdeckst einen Baum, bei dem sich ein kleiner Teil der Blätter leuchtend rot verfärbt hat. Das Rot der Blätter leuchtet strahlend in der Sonne. Du nimmst ein Blatt, betrachtest es in Ruhe und lässt die Farbe Rot einen Moment auf dich wirken, bevor du weiter spazieren gehst. Nimm das rote Blatt mit und behalte es während des Spaziergangs in deiner Hand.

Orange: Du gehst weiter, schaust nach oben zu den Bäumen und genießt den Anblick der Herbstfarben. Besonders gut gefällt dir ein großer Baum mit Blättern, die wie Feuer in Orange flackern. Stell dir die Farbe Orange einen Moment lang vor und lasse die Farbe auf dich wirken. Dann geh langsam weiter.

Gelb: Weiter vorne fällt dir ein riesengroßer Baum auf, der schon die Hälfte seiner Blätter losgelassen hat. Seine Blätter leuchten in Gelb wie die Sonne am Himmel. Lasse die Farbe Gelb einen Moment auf dich wirken. Du gehst weiter durch den Park und schaust dir die Farben der Natur an.

Grün: Du kommst jetzt in die Mitte des Parks, wo dich eine wunderschöne grüne Wiese empfängt. Diese grüne Wiese strahlt in der Sonne. Du bleibst stehen, um einen Moment die Farbe Grün zu tanken. Die Sonne strahlt dabei durch die Bäume hindurch und du spürst die wärmenden Sonnenstrahlen auf deiner Nasenspitze. Lasse die Farbe Grün noch einen Moment auf dich wirken, bevor du weiter durch den Park gehst.

Hellblau: Du kommst an einen kleinen See. Jetzt machst du eine Pause und setzt dich auf eine Bank zum Ausruhen und Entspannen. Genieße den Blick auf den See. Schaue nach oben, vorbei an den gelben Blättern des Birkenbaums. Der Himmel ist hellblau. Stelle dir die Farbe Hellblau vor deinem inneren Auge vor und lasse die Farbe einen Moment auf dich wirken. Die Blautöne spiegeln sich in dem See und auch die Farben der Blätter leuchten im Wasser.

Dunkelblau: Ruhe dich noch einen Augenblick auf der Bank neben dem See aus. Genieße den Blick in die Natur und auf das Wasser. Die Sonne wärmt dich und du stellst dir vor, wie die Sonnenstrahlen deine Haut berühren. Von den Blautönen, die sich im Wasser des Sees spiegeln, fesselt dich jetzt ein kräftiges dunkles Blau. Lasse das dunkle Blau einen Moment auf dich wirken. Gehe langsam zum Ufer des Sees.

Violett: Lasse das rote Blatt aus deiner Hand in den See fallen und beobachte, wie es langsam davongetragen wird. Vor deinem inneren Auge vermischen sich dabei die rote Farbe des Blatts mit dem Blau des Himmels und es entsteht ein Violett-Ton. Lasse die Farbe Violett einen Moment auf dich wirken.

Komme nochmals zu deinem Spaziergang zurück. Lasse dabei noch einmal all die bunten Blätter der Bäume mit den kräftig leuchtenden Farben vor deinem inneren Auge Revue passieren. Vielleicht hat dir eine Farbe besonders gut gefallen? Dann tauche noch einmal ganz in deine Lieblingsfarbe ein.

Komme jetzt langsam wieder zurück ins Hier und Jetzt. Genieße jeden Augenblick und stelle dir auch bei schlechtem, regnerischem Wetter die wunderschön leuchtenden Farben der Natur vor.

CHAKRENFARBEN

Rot erdet uns und wird daher dem Wurzelchakra, also dem untersten Chakra zugeordnet. Ein starkes Wurzelchakra stärkt den Lebenswillen, den Mut und den Tatendrang.
Orange ist mit dem Sakralchakra verbunden und hat mit Sexualität und Schöpferkraft zu tun.
Gelb steht für Offenheit, auch im Umgang mit anderen Menschen. Gelb ist mit dem Nabelchakra verbunden.
Grün ist dem Herzchakra zugeordnet. Es verbindet Himmel und Erde, denn über die Liebe werden die Energieströme von unten und die von oben vereint.
Hellblau liegt zwischen Grün und Blau. Es wirkt auf das Halschakra und damit auf die Kommunikation und Ausdruckskraft.
Blau ist eine geistige Farbe, die die Intuition stärkt und uns Erkenntnis und Weisheit schenkt. Es ist für das Stirnchakra zuständig. Blau macht den Geist ruhig und klar.
Violett ist dem Kronenchakra zugeordnet, das uns mit der himmlischen Welt verbindet. Violett ist eine sehr mystische, eine spirituelle Farbe. Es schenkt uns eine Ahnung vom Sinn des Lebens und das Gefühl des All-Einsseins.

MEDITATION 3: HERZ-MEDITATION

Lege dich auf deinen Rücken. Atme drei Mal tief ein und aus. Nimm ganz bewusst wahr, wie dein Atem durch deine Nase ein- und wieder austritt.
Spüre in deinen Herzraum, dein Herz-Chakra, in die Mitte deines Brustbeines hinein. Spüre dort deinen Atem.

Stelle dir vor, wie du mit der Einatmung goldenes Licht wie reines Sonnenlicht aufnimmst. Dieses Licht strömt über deine Nase und deine Hautporen in dich.
Konzentriere dieses Licht mit der Ausatmung in deinem Brustraum. Erschaffe deine eigene innere Sonne in deinem Herzen.
Je tiefer du atmest, desto mehr Licht nimmst du auf. In deinem Herzen strahlt eine Sonne, gefüllt mit bedingungsloser Liebe und Mitgefühl.

Lasse das Licht durch dein Zwerchfell in den Bauchraum strahlen, dein ganzer Rücken und die Bauchorgane werden von diesem Licht erfüllt.
Lasse das Licht durch deine Hüftgelenke in deine Beine strahlen – deine Oberschenkel, deine Knie, deine Unterschenkel, deine Füße, bis in deine Zehenspitzen.
Lasse das Licht von deinem Herzen durch deine Schultern in deine Arme strahlen – Oberarme, Ellbogen und Unterarme, Handgelenke bis in die Fingerspitzen.

Lasse die Sonne in deinem Herzen jetzt bewusst nach oben ausstrahlen. Das Licht erfüllt deinen Nacken und deinen Hals.
Das Licht strahlt weiter in deinen Kopf. Dein Hinterkopf wird von diesem Licht erfüllt, dein ganzes Gesicht und dein Scheitel. Spüre, wie dein gesamter Körper, jede Zelle und jedes Organ, von diesem Licht erfüllt ist.

Danke deinem Körper und wünsche jeder Zelle deines Körpers Liebe. Bewerte deinen Körper nicht, sondern hab Mitgefühl mit ihm und schenke jedem Teil deines Körpers Liebe.
Sei in Frieden mit deinem Körper.
Lasse das Licht weiter strahlen. Erfülle den ganzen Raum um dich herum mit Licht und Liebe.

Lasse deinen Atem wieder tiefer werden. Nimm deinen Körper wieder bewusst wahr. Bringe kleine Bewegungen in Hände und Füße. Strecke dich durch. Richte dich langsam auf und lasse deine goldene Sonne den ganzen Tag für dich strahlen.

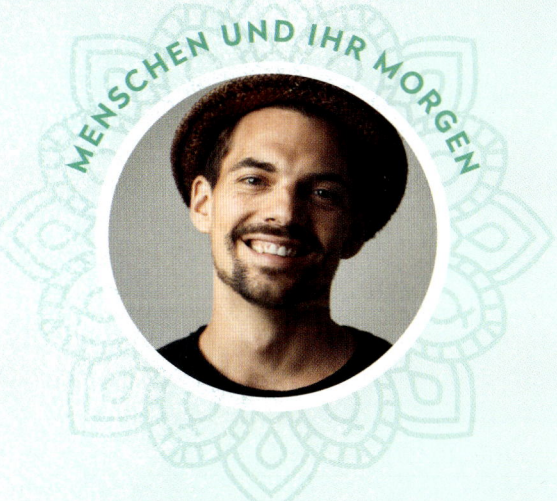

JAKOB HORVAT

VISIONSCOACH, CHANGE-MENTOR, MEDITATIONSTRAINER

• • • • • •

So viele von uns träumen davon, für eine längere Zeit auszusteigen.
Einfach mal auf Stopp drücken, ein Sabbatical nehmen, die Welt bereisen, sich
Zeit nehmen, um eine Ausbildung zu machen, vielleicht ein Buch schreiben.
Jakob Horvat hat es getan.

Jakob war Redakteur einer wöchentlichen TV-Nachrichtensendung. Irgendwann mal Korrespondent werden oder moderieren – das waren seine Ziele. Doch dann hat er sich entschieden, zwölf Monate um die Welt zu reisen. Er ist ohne Geld durch Europa getrampt, über den Atlantik gesegelt ... und hat schließlich sein Buch geschrieben (»Weltnah«). Es handelt von seiner Reise und vor allem von den Menschen, die er dabei getroffen hat. Nach seiner Rückkehr hat er kurz versucht, sich wieder in seinem alten Leben einzurichten, um schließlich zu erkennen: Es funktioniert einfach nicht mehr.

Die Reise um die Welt hat ihn verändert. Er ist zwar wieder zuhause angekommen, aber als anderer.

Jakob, hast du eine Morgenroutine, und wenn ja, wie sieht sie aus?

Ich habe einen Werkzeugkasten, an dem ich mich, je nachdem wie meine aktuellen Projekte aussehen, bedienen kann. Ein Beispiel: Als ich mein Buch geschrieben habe, hatte ich zwei Monate bis zum Abgabetermin und einen Nine-to-five-Job. Abends zu schreiben war für mich keine Option. Man weiß ja nie, wie der Tag läuft und wie motiviert man

»WENN IM KOPF IMMER PARTY IST, IST KEIN RAUM FÜR INTUITION UND DIE HERZENSSTIMME. MAN MUSS IHR WIEDER RAUM GEBEN, UM SIE HÖREN ZU KÖNNEN. «

nach der Arbeit noch ist. Also habe ich mir ausgerechnet: Ich habe zwei Monate und sollte tausend Wörter pro Tag schreiben. Um neun Uhr muss ich im Job sein, also stelle ich den Wecker auf fünf. Die ersten drei, vier Tage waren hart, aber danach hatte die Schlummertaste keine Chance mehr. Schnell aufstehen, dann ein Glas warmes Zitronenwasser und ab auf meine Yogamatte, um erst einfach nur zu atmen. Aus meiner Atmung heraus habe ich begonnen, mich zu bewegen, und daraus wiederum ist meine Yogapraxis entstanden. Ich habe jeden Morgen etwa 30 Minuten ganz intuitiv Yoga praktiziert und dann eine eiskalte Dusche genommen. Das ist ein tägliches Schlüsselelement: Wenn du morgens kalt duschst, bist du komplett da. Dann habe ich mich für eine einfache 20-Minuten-Achtsamkeitsmeditation auf mein Meditationskissen gesetzt. Ich bin still dagesessen und habe meine Gedanken beobachtet. Weiter ging es in die Küche, Müsli und ein grüner Kaffee. Fokussiert und gestärkt habe ich dann am Schreibtisch jeden Morgen zwei bis zweieinhalb Stunden geschrieben. Die ersten Tage waren fordernd, aber schon nach einer Woche habe ich mich auf jeden

Step gefreut. Und das Schreiben hat nach meiner Morgenroutine wie von selbst geklappt. Mir war oft gar nicht bewusst, woher meine Gedanken und Ideen kommen. Ich habe wie im Flow geschrieben. Ich bin mir zu tausend Prozent sicher, daran war meine Morgenroutine »schuld«. Ich habe die Power des Morgens für mich entdeckt.

Du hast einige Ausbildungen gemacht. Wie hast du zur Meditation gefunden?
Das Meditieren habe ich während meiner Weltreise als Teil von Yoga entdeckt und es hat mich sofort fasziniert. Wirklich eingetaucht bin ich aber erst nach einem Workshop in Wien mit Punnu Singh Wasu, einem Meditationslehrer aus Bali. Bei ihm habe ich eine besonders kraftvolle Atemmeditation kennengelernt. Wir sind zu vierzigst im Kreis gesessen und haben uns an den Händen gehalten. Bei dieser Meditationstechnik öffnest du ein Chakra nach dem anderen. So lösen sich Blockaden und du verbindest dich mit dir selbst. Als wir beim Hals-Chakra angelangt waren, habe ich plötzlich zu weinen begonnen, so intensiv war das Ganze. Hatte ich das geplant? Natürlich, nicht. Dieser Mann mit dem langen Bart und dem

Turban ist in meinem Leben aufgetaucht, und es war ein Zeichen. Wie auf die Weltreise zu gehen, meinen Job zu kündigen oder jetzt meine Wohnung aufzugeben und meinen Van umzubauen, um darin zu leben. Ich habe mich noch am selben Abend zur Ausbildung als Meditationstrainer angemeldet. Ich wollte praktisch und spirituell wissen, wie Meditation funktioniert.

Wie beginnt man zu meditieren?

Eines vorweg: Jeder von uns ist anders, und es gibt nicht den einen Meditationsweg, der bei allen funktioniert. Deshalb gibt es auch hunderte Arten zu meditieren. Ganz ruhige genauso wie aktive, bewegte Formen. Ein einfacher Weg, in die Meditation zu finden ist, in die Natur zu gehen. Gehe in den Wald, ziehe dir die Schuhe aus, setze dich auf eine Lichtung, schließe die Augen und höre, was du hörst. Wie viele Vögel kannst du wahrnehmen? Kannst du einen heraushören? Oder setze dich an einen Bach und lasse das kalte Wasser über deine Füße fließen. Wie fühlt es sich jetzt in diesem Moment an? Die Natur bietet uns die gewaltige Möglichkeit, über das Größere mit uns selbst in Kontakt zu kommen. Viele gelangen über Bewegung in die Stille. Man braucht Geduld. Eine Praxis ist wie ein Muskel, den man trainiert. Der eine geht laufen, der andere setzt sich in Stille hin, ein dritter macht Yoga. Suche dir jemanden, der dich inspiriert und dem du vertraust, und schau, was passiert.

Was hat sich durch tägliche Meditation für dich verändert?

Ich habe begonnen, mich weniger mit meinen Gedanken zu identifizieren. Vielleicht kennst du das: Du wachst auf und hast einen negativen Gedanken und einer führt zum nächsten und du findest dich in einer Abwärtsspirale wieder, aus der du nicht mehr herauskommst. Meditation hilft uns, diesen Kreislauf zu durchbrechen und zu erkennen, dass wir mehr sind als unsere Gedanken. Es hilft, unseren aktuellen Zustand willkommen zu heißen und anzunehmen, wie er eben ist. Ja, mal geht es uns besser, mal schlechter, aber es macht einen Unterschied, wenn man Herr seiner Gedanken ist. Wenn ich heute mit einem negativen Gefühl aufwache, überlege ich mir drei Dinge, für die ich dankbar bin. Ich schaue neben mich und sehe meine wunderbare Freundin neben mir schlafen, meine Projekte, unser Leben – und die Abwärtsspirale kommt gar nicht erst in Fahrt. Mein Werkzeugkasten ist größer geworden. Ein wichtiger Indikator für mich ist: Was fühlt sich in diesem Moment richtig an? Man muss wirklich auf die Bedürfnisse seines Körpers hören. Wenn man ehrlich zu sich ist, weiß man, was einem guttut. Du weißt, wenn du morgens nicht mit einem Kater aufwachen willst, darfst du abends nicht trinken. Meditation hilft uns, im Moment zu sein und den Moment zu genießen. Höre wirklich hin und du fühlst die Antworten und daraus leiten sich Handlungen ab. Man muss nur still genug werden, um die innere Stimme wieder zu hören, die einem wie eine gute Freundin oder ein guter Freund sagt, wohin man gehen soll. Wenn im Kopf immer Party ist, ist kein Raum für Intuition und die Herzensstimme. Man muss ihr wieder Raum geben, um sie hören zu können. Und diesen Raum findet man durch Meditation und Yoga.

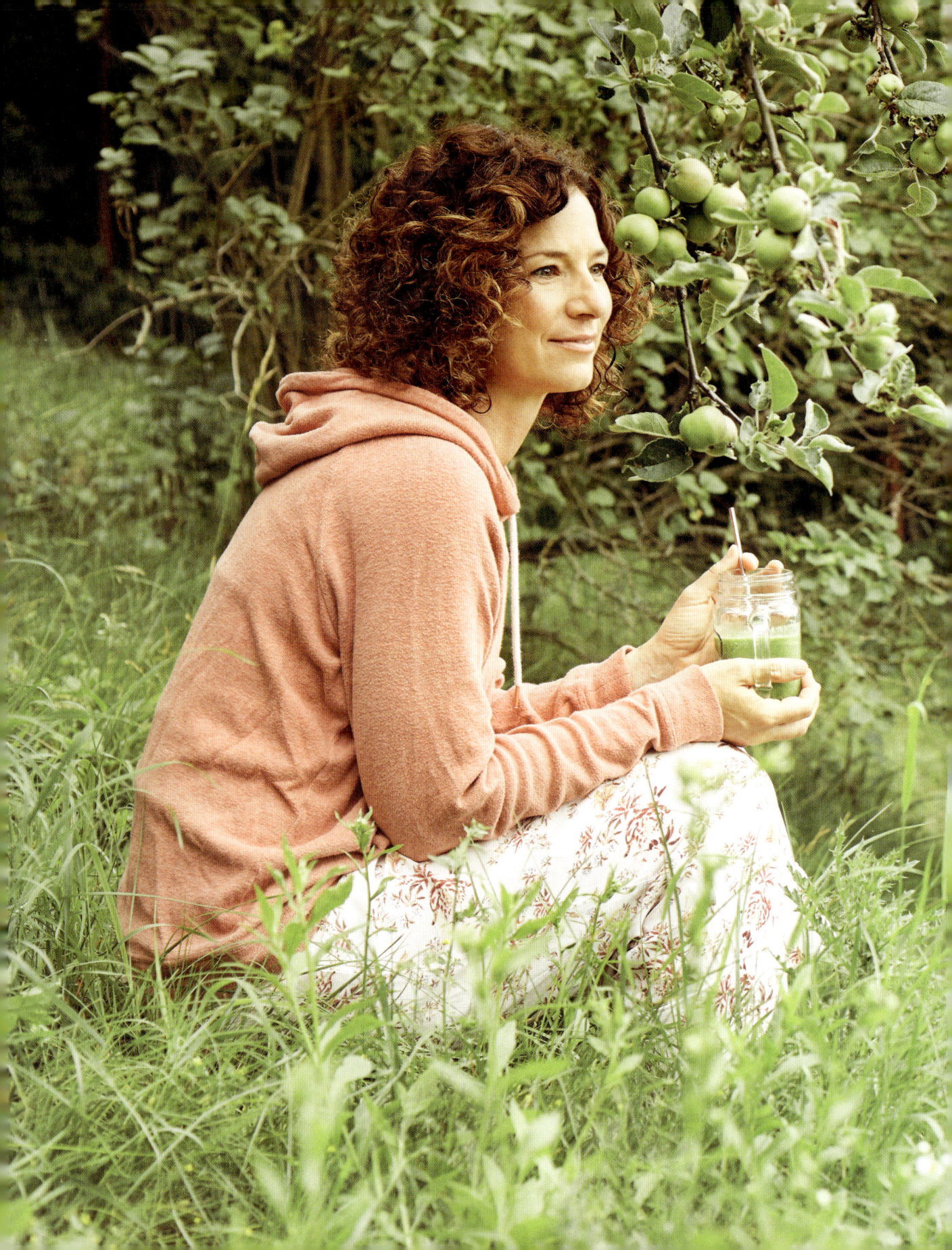

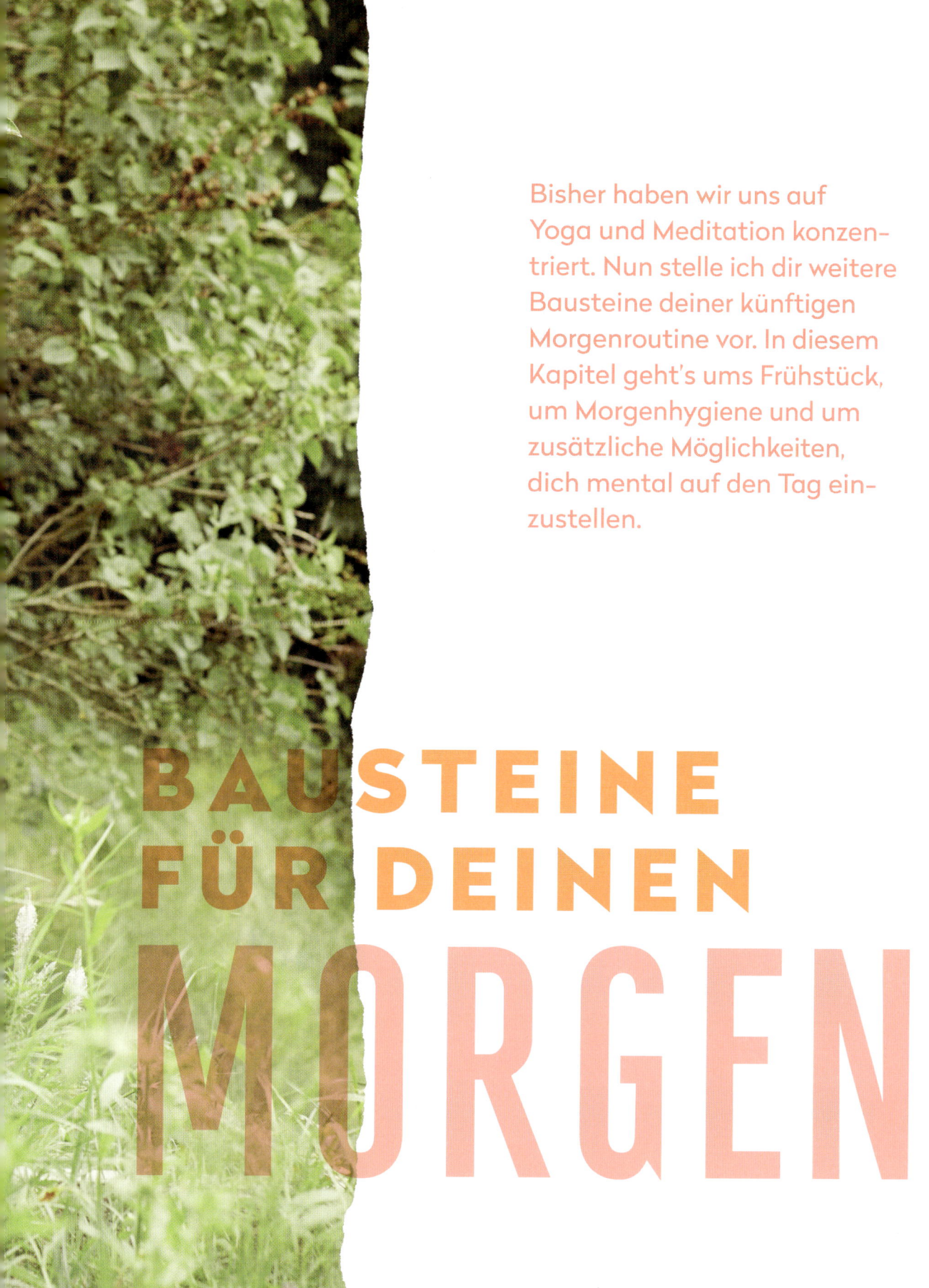

Bisher haben wir uns auf Yoga und Meditation konzentriert. Nun stelle ich dir weitere Bausteine deiner künftigen Morgenroutine vor. In diesem Kapitel geht's ums Frühstück, um Morgenhygiene und um zusätzliche Möglichkeiten, dich mental auf den Tag einzustellen.

BAUSTEINE FÜR DEINEN MORGEN

ROUTINEN FÜR EINEN
KLAREN GEIST

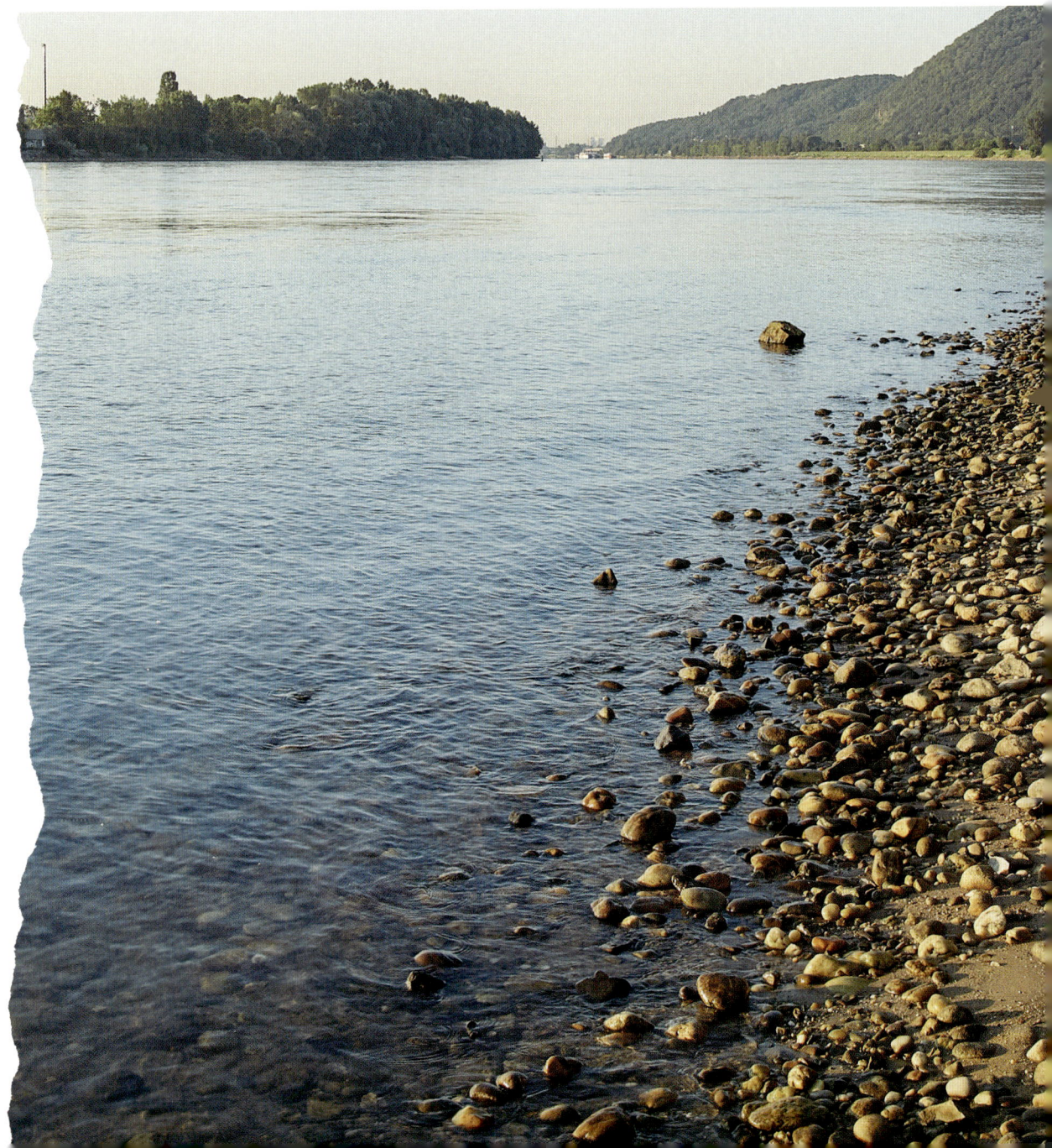

Wahrscheinlich hast du auch schon die Erfahrung gemacht, dass du dich an negative Ereignisse sofort erinnern kannst, das Positive aber verschiebst du oft weit nach hinten. Aber wenn du übst, auch das Positive in den Vordergrund zu rücken, veränderst du deine Einstellung zum Leben und startest ganz anders in den Tag.

BEWUSSTHEIT SCHAFFT VERÄNDERUNG

Ein achtsames Mindset ist ein Tool für einen wertschätzenden, bewussten und liebevollen Umgang mit dir selbst und mit deinem Umfeld. In der Theorie klingt es eigentlich ganz einfach: Versuche, positive Gedanken in den Vordergrund zu holen, um herauszufinden, was wirklich wichtig ist. Nur – wie funktioniert das in der Praxis?

Es gibt kleine Rituale, die dir helfen können, deine Konzentration auf positive Dinge zu richten. Wenn du es schaffst, dich zu entspannen und dich auf dein Leben im Jetzt zu fokussieren, dann speichert das Gehirn diesen Zustand und eine neue Gelassenheit breitet sich aus. Unser Gehirn ist zwar kein Muskel, aber es verhält sich manchmal so. Du hast sicher auch schon die Erfahrung gemacht, dass du, wenn du zu viel willst, zu viel forderst und zu viel grübelst, nicht nur körperlich, sondern auch im Kopf extrem müde wirst. Die gute Nachricht ist: Unser Gehirn ist lernfähig! Wenn wir es immer wieder fordern, passt es sich der neuen Herausforderung an. Visualisierung, Ziele und das Schreiben unterstützen uns dabei, die Gegenwart positiv zu gestalten und genauso positiv in die Zukunft zu blicken. Schritt für Schritt, Tag für Tag, Morgen für Morgen. Wie wäre es also mit etwas Gehirntraining als Baustein deiner Morgenroutine?

VISUALISIERE WIE EIN SPITZENSPORTLER

In dem Moment, in dem du dir ganz genau ausmalst, was du erreichen willst – in den buntesten Farben mit allen Emotionen, die du damit verbindest –, steuerst du unbewusst, aber direkt auf deine Vision zu.

Ähnlich wie bei bewusstem Atmen oder der Meditation reduziert Visualisierung Stress und hilft uns, ein ausgeglichenes, harmonisches Leben zu führen. Am besten funktioniert sie, wenn man sich nicht nur vorstellt, was man sich wünscht, sondern auch die Gefühle, die man dabei empfindet. Mit Emotion steigt das Verwirklichungspotenzial des Visualisierten nochmals enorm an.

Wie das funktioniert? Bei der Verarbeitung von Bildern unterscheidet das Gehirn nicht zwischen Realität und Einbildung. Diese Tatsache kann man sich beim Visualisieren zunutze machen und sich gezielt gewünschte Ergebnisse vorstellen. Vor allem morgens, gleich nach dem Aufstehen, hat Visualisierung große Wirkung. Spitzensportler verwenden diese Technik schon lang – warum also nicht auch du? Stelle dir den nächsten Urlaub vor, kleine und große Erfolge im Job, andere Wünsche und Träume oder ganz einfach den heutigen Tag. Denn heute kann der beste Tag deines Lebens werden. Was erlebst du heute? Was empfindest du dabei? Mit welchem unglaublichen Glücksgefühl wirst du heute Abend einschlafen? Und weiter: Was möchtest du im Leben erreichen? Und noch viel wichtiger: Was für ein Mensch möchtest du sein?

VISION BOARD: MACHE DEINE VISION SICHTBAR

Eine einfache Möglichkeit, sich seine Vision bewusst zu machen, ist, sie aufzuschreiben. Nimm dir gleich morgens ein Blatt Papier und schreibe deine Vision auf. Teile das Blatt quer in zwei Hälften. In die obere schreibst du deine langfristigen Ziele. Die untere teilst du in drei Spalten. Was sind deine Tages-, deine Wochen- und deine Monatsziele? So kannst du dir jeden Tag aufs Neue klarmachen, was du erreichen möchtest. Dieses tägliche »Vor-Augen-Führen« der eigenen Ziele hilft dir dabei, deinen persönlichen Weg zu finden und dich nicht ablenken zu lassen. Nach ein paar Wochen wirst du den Zettel nicht mehr brauchen. Deine Ziele sind in dir. Und einige davon hast du vielleicht schon erreicht.

DANKBARKEIT GIBT KRAFT

»Ich bin dankbar für ...« – Sich klarzumachen, wofür man dankbar ist, ist eine der schönsten Übungen überhaupt. Oft sind wir derart mit Problemen beschäftigt, dass wir das Gute, das uns gerade passiert,

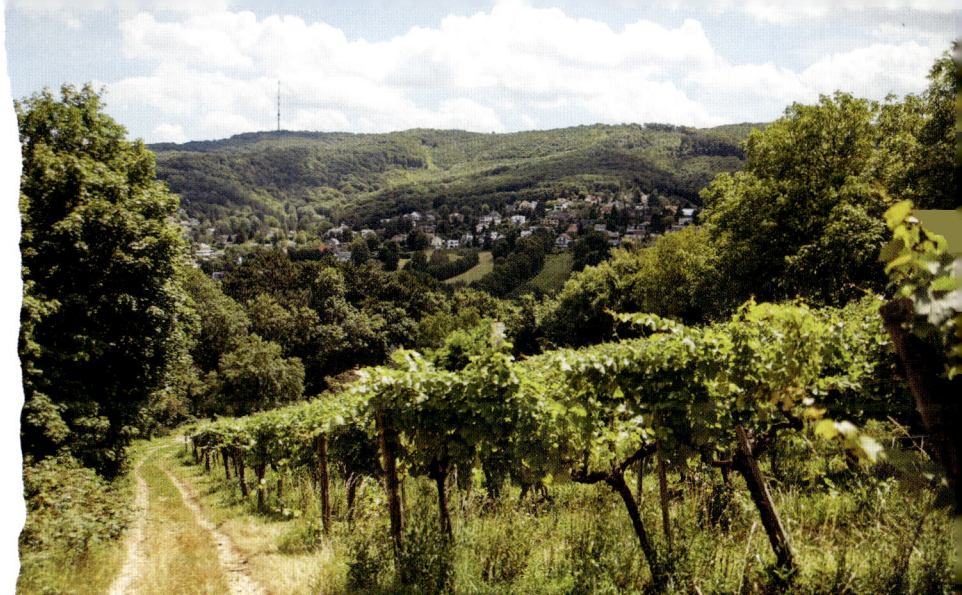

Positive Gedanken in den Vordergrund holen, um herauszufinden, was wirklich wichtig ist – darum geht es in den Bausteinen für deinen neuen Morgen.

übersehen. Ein Dankbarkeits-Tagebuch zu führen, holt die schönen und oft auch kleinen Dinge, die ein erfülltes Leben ausmachen, in den Vordergrund. Kannst du dich an dieses Spiel während langer Autofahrten erinnern? »Ich seh, ich seh, was du nicht siehst!« Beispiel: Es ist rot. Konzentriert starren alle aus dem Auto und scannen die Umgebung, blenden alles aus, was nicht rot ist. Die grünen Wiesen, den blauen Himmel, die strahlend gelbe Sonne. Nur weil wir auf die Farbe Rot fokussiert sind. Umgelegt auf unseren Alltag heißt das: Wir konzentrieren uns so sehr auf unsere Sorgen, Probleme und Ängste, dass wir sehr oft die guten Dinge ausblenden und übersehen. Probiere doch gleich morgen Früh, drei Dinge aufzuschreiben, für die du jetzt gerade dankbar bist. Wenn dir danach ist, kannst du diese Liste(n) den ganzen Tag fortführen. Wenn ich abends nicht schlafen kann, zähle ich keine Schafe, sondern überlege mir Dinge, für die ich dankbar bin. Das schöne Wetter, wertschätzende Worte in der Arbeit, ein Lächeln im Supermarkt, gutes Essen, ein schöner Film, vielleicht hat mir heute jemand die Türe aufgehalten oder mein Sohn hat mir etwas erzählt, worüber ich furchtbar lachen musste. Ich versuche, mir jede Kleinigkeit, für die ich dankbar bin, nochmals vorzusagen, schlafe dann irgendwann ein und wache am nächsten Morgen mit einem unglaublich guten Gefühl auf. Was für ein schöner Start in den Tag!

LISTEN: KONZENTRATION AUF DAS WESENTLICHE

Ich gebe es zu: Ich bin ein »Listen-Mensch«. In meinem Smartphone habe ich immer eine Liste mit Dingen, die ich zu tun habe. Heute, in dieser Woche, in diesem Monat. Meine Listen geben mir Sicherheit, nichts zu vergessen. Habe ich meine Tagesliste abgearbeitet, gehe ich unbeschwert schlafen und weiß: Alles ist getan, ich kann mich auf den nächsten Morgen freuen. Alle wichtigen Dinge stehen auf dieser To-do-Liste. Und wer sagt, dass da nur Dinge draufstehen müssen, die uns lästig sind und schwer fallen? Vielleicht steht heute auf deiner Liste: zwei Stunden in der Badewanne liegen, deinen Lieblingsfilm ansehen oder deinen Lieblingsmenschen treffen. Ich mag Listen!

MORGENSEITEN: SCHWINGE DEN STIFT

Ein weißes Blatt Papier hat etwas Magisches. Du kannst darauf schreiben oder zeichnen, was du möchtest. Es liegt vor dir wie ein neuer Tag mit all seinen Möglichkeiten. Vielleicht entscheidest du dich ja dafür, morgens Tagebuch zu schreiben. Vielleicht ist es dein Weg, in ein kleines Buch zu schreiben, wie es dir geht, was du dir wünscht und wohin dich dein Tag bringen soll. Schreibe über deine Träume, deine Hoffnungen, deine Wünsche. Erlaube dir, deine Gedanken in allen Farben und Details auszuformulieren. Alles, was du morgens tust, be-

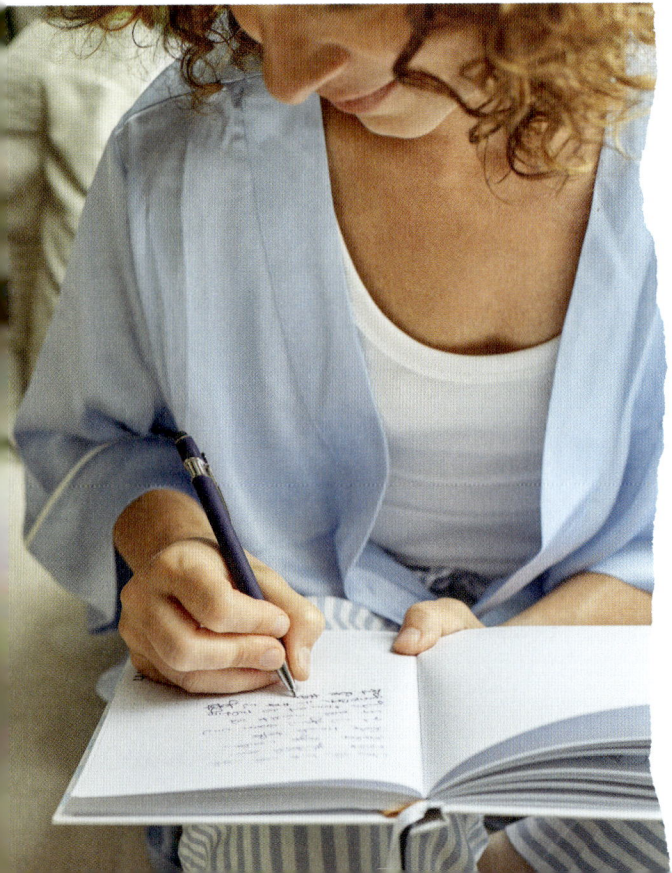

Die Magie des leeren Blattes: Fülle es morgens mit allem, was dich gerade bewegt.

stimmt den weiteren Verlauf deines Tages. Das Schreiben kann dir dabei helfen, dich auf dich selbst zu konzentrieren und die positiven Gedanken in den Vordergrund zu rücken. Versuche nicht darüber zu schreiben, was gerade schiefläuft oder was dir schwerfallen wird. Versuche, dich auf Positives zu konzentrieren. Du musst nicht ordentlich oder schön schreiben. Du darfst kritzeln, zwischendrin zeichnen und kreuz und quer schreiben. Dein Tagebuch geht nur dich etwas an. Du stellst es ja schließlich nicht auf Instagram. Schreibe auf, was dir einfällt, ohne dich zu zensurieren. Und wenn dir nicht gefällt, was da steht, wirf die Seite einfach weg. Es ist dein Tagebuch, dein Leben, dein Morgen.

KLAR UND POSITIV DANK AFFIRMATION

Affirmationen sind einfache, klare, positiv formulierte Sätze. Laut oder leise wiederholt ausgesprochen, dienen sie dazu, das Unterbewusstsein mit neuen Informationen zu versorgen. Ziel ist es, mit ihrer Hilfe Blockaden zu lösen, Störungen und überholte, festgefahrene und hindernde Gedankenstrukturen zu entfernen und neue positive, befreiende und inspirierende Gedankenmuster zu schaffen. Affirmationen unterstützen unsere Fähigkeit, unser eigenes Verhalten systematischer und zielsicherer zu steuern. Starte doch einfach mal mit einer Affirmation in den Tag! Dafür wählst du einen Leitsatz aus, nach dem du dich den ganzen Tag richten möchtest. Einen Satz, der deinen Tagesablauf und deine Denkweise positiv beeinflussen wird. Zum Beispiel:

Ich bin erfüllt von Dankbarkeit und zeige das meinen Mitmenschen.
Ich bin selbstbewusst und lasse mein Licht heute strahlen.
Ich liebe Herausforderungen und meistere diese erfolgreich.
Ich kann jederzeit eigene Entscheidungen treffen.
Ich bin ein Geschenk für die Welt und hinterlasse eine Spur von Freude im Universum.
Ich fühle mich geliebt und versorgt.

Dank solcher Affirmationen kannst du deine Gedanken zum Guten beeinflussen und deinen Blick auf das richten, was du erschaffen möchtest. Du gehst automatisch bewusster und achtsamer mit deinen Gedanken und Handlungen um.

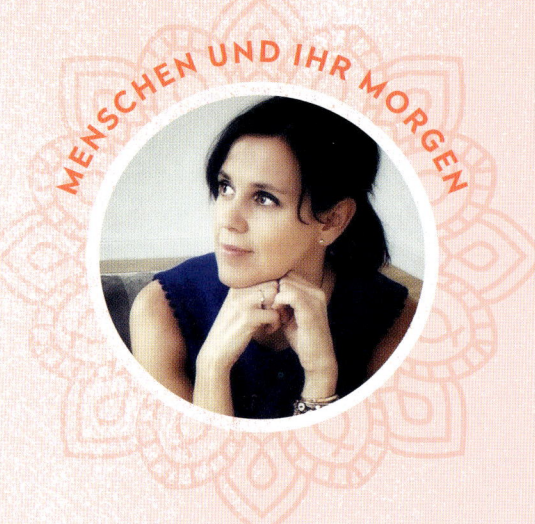

MENSCHEN UND IHR MORGEN

ISABELLA HALTMEYER

KLINISCHE PSYCHOLOGIN, GESUNDHEITS- UND ARBEITSPSYCHOLOGIN

• • • • • •

50.000 Gedanken gehen im Schnitt jeden Tag durch unseren Kopf. Unsere Gedanken steuern nicht nur das, was wir fühlen und tun, sondern auch Körpervorgänge, biologische und chemische Prozesse. Ganz einfache Übungen wie Visualisierung, Dankbarkeit oder Affirmationen können uns tatsächlich helfen, morgens klarer und positiver zu starten. Nur warum? Das wollte ich von Psychologin Isabella Haltmeyer wissen.

Isabella, was ist positive Psychologie?

In unserer Gesellschaft liegt der Fokus meist auf der Fehlersuche oder unseren Problemen. Schon von klein auf werden wir konditioniert, unsere Fehler zu finden, diese zu verbessern und möglichst fehlerfrei zu agieren. Probleme sind negativ und müssen beseitigt werden. Gerade die positive Psychologie befasst sich in Theorie und Forschung mit der Frage, was das Leben lebenswert macht. Sie legt den Fokus gezielt auf die

Ressourcen und Möglichkeiten und trägt dazu bei, dass Menschen ihre Stärken erkennen und einsetzen, positive Gefühle erleben und selbstwirksam handeln.

Das heißt, wir müssen Glück üben?

Ja, das macht Sinn. Viele Studien zeigen auf, dass Menschen, die häufiger Glücksempfindungen erleben, gesünder sind, länger leben und erfolgreicher im Beruf sind. Positive Emotionen, Engagement, Sinn-Er-

© Isabella Haltmeyer

»MENSCHEN, DIE HÄUFIGER GLÜCKSEMPFINDUNGEN ERLEBEN, SIND GESÜNDER, LEBEN LÄNGER UND SIND ERFOLGREICHER IM BERUF.«

leben, Zielerreichung sowie positive Beziehungen sind laut »Positiver Psychologie« fünf wesentliche Faktoren fur ein gluckliches Leben. Laut dem US-Psychologen Martin Seligman hängen Glück und Lebensfreude stark von einer optimistischen Erwartungshaltung dem Leben gegenüber ab. Und diese Erwartungshaltung kann gelernt werden. Wir wissen aus der Hirnforschung, dass unser Verhalten hauptsächlich automatisch erfolgt. Wir treffen also die meiste Zeit unbewusste Entscheidungen. Methoden wie Listen, Affirmationen oder »Dankbarkeitsbücher« können durch Fokussierung und bewusstes Wahrnehmen eine Verhaltensveränderung herbeiführen bzw. neue Gewohnheiten etablieren. Es ist somit möglich, das Gehirn durch häufig wiederholte Affirmationen neu zu vernetzen und umzuprogrammieren.

Und auch Listen und kleine Übungen können helfen?

To-do-Listen, die abgearbeitet werden, können durch das Gefühl der Erledigung auf das Gehirn positiv wirken, weil sie wie eine Art Belohnung bzw. Erleichterung fungieren. Beides bewirkt die Ausschüttung von Dopamin, das als »Glückshormon« gilt. Weitere Studien zeigen, dass das Üben von Dankbarkeit dem Gehirn tatsächlich hilft, Informationen besser zu verarbeiten. Dankbarkeit unterstützt dabei den Hypothalamus, den Teil des limbischen Systems, der Gefühle reguliert und die Motivation beeinflusst.

ZEIT FÜR
GENUSS

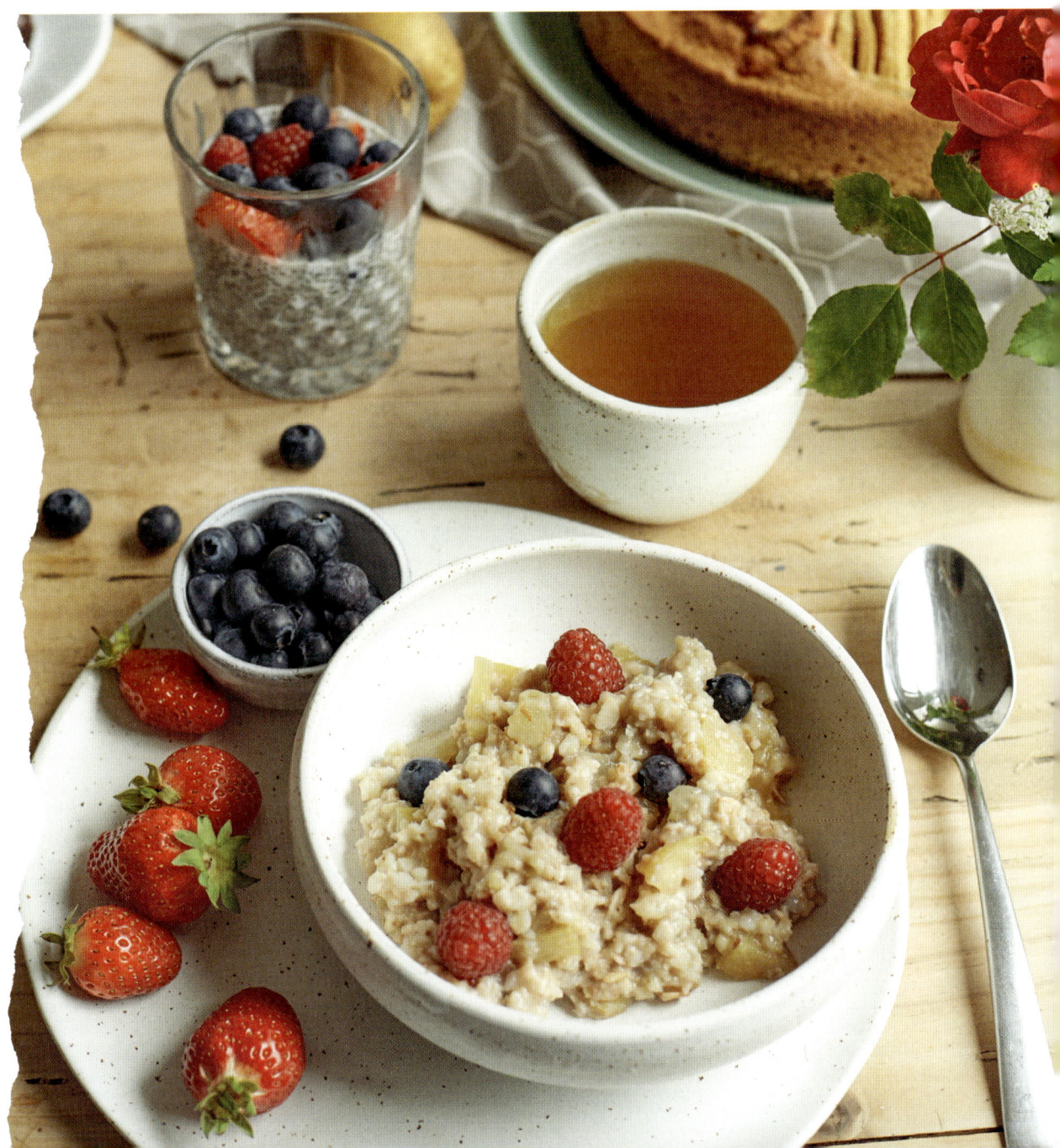

Essen ist wunderbar! Meine Rezepte sind einfach und schnell gemacht, bestehen zum Großteil aus frischen, natürlichen Zutaten und versorgen dich mit allen wichtigen Nährstoffen. Höre auf deinen Bauch und iss dich glücklich und gesund!

Yoga, Meditation und positives Mindset als Bausteine deiner Morgenroutine geben deinem Geist Ruhe, Gelassenheit und positive Energie. Aber genauso wichtig ist es, die Energiespeicher des Körpers zu füllen und zwar genau dann, wenn er danach verlangt. Manche Menschen brauchen morgens ein ausgiebiges Frühstück, andere essen gegen Mittag das erste Mal. Ob das eine oder das andere richtig ist, darüber scheiden sich die Geister. Die Wissenschaft hat für beides gute Argumente.

WAREN WIR IMMER SCHON »FRÜHSTÜCKER«?

Ein Blick in die Evolutionsgeschichte des Menschen zeigt: Unser Körper ist nicht grundsätzlich auf eine Nahrungsaufnahme am Morgen angewiesen. Der Urmensch hatte in der Früh genügend Energie, um sich nach dem Aufwachen zuerst auf die Jagd zu begeben. Erst anschließend wurde gegessen. Noch heute ist unser Blutzuckerspiegel nach dem Aufwachen in der Regel für mehrere Stunden hoch.
Erste Belege dafür, dass Menschen gefrühstückt haben, fanden Forscher am Nil. Vor rund 2.500 Jahren haben Ägypter bereits drei Mahlzeiten am Tag gegessen. Morgens gab es Gebäck, Obst oder Mandeln, dazu wurde Bier oder Wein ausgeschenkt. Bis heute haben sich auf der ganzen Welt unterschiedlichste Frühstückskulturen entwickelt. Japaner essen morgens Miso-Suppe oder frischen Fisch. Kanadier greifen zu Pancakes mit Ahornsirup. Türken servieren Schafkäse, Oliven, Tomaten und Sesambrötchen. In Frankreich ist das Frühstück eher spartanisch, genauso in Italien und Spanien: Meist bleibt es bei einem Kaffee und einem Stück Gebäck, einem Croissant oder einem Keks. Egal wo, egal wie, egal wann – genüsslich und gesund zu frühstücken, tut einfach gut.

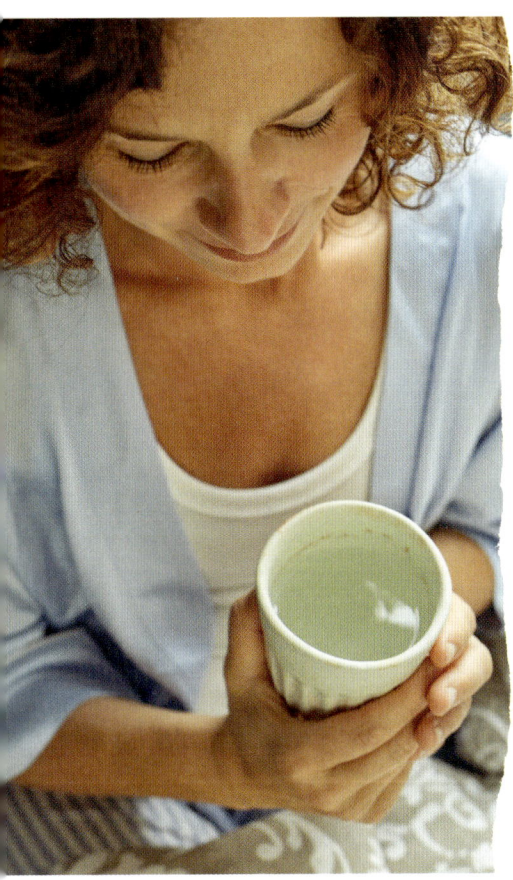

WASSERSPEICHER FÜLLEN

Vor dem Frühstück gilt es erst einmal, den Wasserspeicher zu füllen. Unser Körper besteht zu rund zwei Dritteln aus Wasser. Auch während des Schlafes verlieren wir literweise Wasser. Außerdem baut unser Körper über Nacht automatisch unerwünschte Giftstoffe ab und die müssen ausgespült werden. Ein großes Glas Wasser gibt dem Körper das Startsignal für den Tag. Trinkt man es auf leeren Magen, wird automatisch das Hungergefühl verringert und Heißhunger-Attacken vorgebeugt. Außerdem fördert das morgendliche Trinken die Produktion von Muskelzellen und neuen Blutkörperchen, verleiht der Haut einen natürlichen Glanz und sorgt für kräftigeres Haar. Das Glas Wasser am Morgen stärkt unser Immunsystem. Von Beginn des Tages an kommt das Lymphsystem in Schwung, auch der Sauerstofftransport wird gefördert. Nach einem Glas Wasser fühlst du dich fit und vital.

Kalt, warm oder heiß? Yogis, Influencer und Gesundheitsjunkies schwören auf lauwarmes Wasser mit Zitrone, und das hat tatsächlich einiges für sich. Lauwarmes Wasser lässt sich besser trinken als kaltes. So schafft man es leichter, eine größere Flüssigkeitsmenge zu sich zu nehmen. Zitrone hat viel Vitamin C. Das ist gut fürs Immunsystem, wirkt entzündungshemmend und hilft, Eisen aus anderen Lebensmitteln aufzunehmen. Zitronen schmecken zwar sauer, sind aber basisch und bringen den pH-Wert des Körpers ins Gleichgewicht. Und Zitronen sind harntreibend und damit entgiftend. Gerade wenn man sich erst ans Frühaufstehen gewöhnt, kann das Zubereiten von Zitronenwasser ein kleines Morgenritual sein.

Zitronendrink: Presse den Saft einer halben Zitrone in ein Glas. Fülle das Glas zur Hälfte mit kaltem, zur Hälfte mit heißem Wasser auf. Trinke und genieße!

»LASSE DIE NAHRUNG DEINE MEDIZIN SEIN UND MEDIZIN DEINE NAHRUNG.«

HIPPOKRATES

MEINE HEALTHY-BREAKFAST-IDEEN
FÜR GLEICH ODER SPÄTER

Der Rat meiner TCM-Ärztin war: kein Weizen, keine Milchprodukte, kein weißer Zucker – meiner Haut zuliebe. Natürlich habe ich mich gefragt: Kann man so genießerisch frühstücken? Ja, man kann. Und es ist gar nicht so schwer, wie es im ersten Moment klingt. Ich bin weder Ernährungsexpertin noch Köchin, aber in den letzten vier Jahren habe ich viel mit veganen Speisen experimentiert, manche Rezepte verworfen und einige in mein fixes Repertoire aufgenommen. Egal ob du deine erste Mahlzeit um acht oder um elf (wie ich) zu dir nimmst, vielleicht inspiriert dich die eine oder andere Frühstücksidee. Mein Grundsatz für werktags: Es muss einfach sein und schnell gehen.

BUCHWEIZEN-APFEL-PORRIDGE

Das ist eines meiner absoluten »Lieblingsfrühstücke«. Nach der Radio-Morgenshow gibt mir eine Schüssel Porridge Kraft für die nachmittäglichen Stunden in meinem Yogastudio. Ich koche meinen Porridge aus Buchweizen, denn wer sagt, dass er unbedingt aus Hafer- oder Dinkelflocken bestehen muss? Dann kommen Zimt, Kokosflocken, Leinsamen, Reisflocken und Apfel dazu. Frische Beeren als Garnitur ... einfach köstlich!

DU BRAUCHST FÜR 2 PORTIONEN:

2 Äpfel
80 g Buchweizen
20 g Reisflocken
20 g Kokosflocken
10 g Leinsamen
2 TL Zimt
1 Banane (falls du es süßer magst)
Beeren nach Wahl

So geht's:

Äpfel entkernen, klein schneiden und ab damit in einen kleinen Topf. Buchweizen, Reisflocken, Kokosflocken, Leinsamen und Zimt dazugeben und mit einer kleinen Tasse Wasser aufgießen. Etwa 15 Minuten köcheln lassen. Falls der Porridge nicht süß genug ist, einfach eine Banane dazuschnipseln. Auskühlen lassen, mit Beeren garnieren und genießen!

CHIAPUDDING

Bereits die Azteken haben Chiasamen gegessen. Das Superfood ist reich an Omega-3-Fettsäuren, Ballaststoffen, Proteinen und Mineralstoffen.

DU BRAUCHST FÜR 2 PORTIONEN:

6 TL Chiasamen
450 ml Pflanzenmilch (z. B. Mandel- oder Hafermilch)
je nach Geschmack, Lust und Laune:
Zimt, vegane Nussbutter, Koksraspel und frisches Obst, z. B. Beeren

So geht's:

Am Abend Chiasamen mit der Pflanzenmilch verrühren bzw. in einem Einmachglas schütteln. Über Nacht im Kühlschrank quellen lassen. Morgens garnieren.

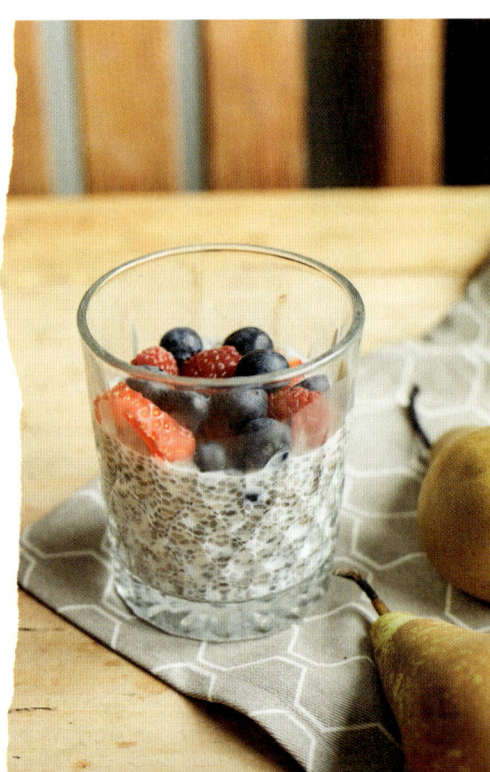

Chiasamen gelten als Superfood – hier werden sie zu einem Super-Pudding.

GEBACKENER FRÜHSTÜCKSAUFLAUF

Gerade wenn es draußen nass oder kalt ist, tut ein Frühstücksauflauf mit Apfel und Birne zum Start in den Tag so richtig gut. Hier ist meine aktuelle Lieblingsvariante: Sie schmeckt fast so gut wie Apfelkuchen, ist aber gesünder, weil kein Weißmehl und kein Zucker enthalten sind. Dazu ist sie vegan, enthält also keine tierischen Produkte. Wer mag, kann natürlich noch ein Ei dazugeben und jedes andere Müsli oder Haferflocken verwenden.

DU BRAUCHST FÜR 2 PORTIONEN:
1 Birne
1 Apfel
100 g Paleo-Müsli, Flocken nach Geschmack oder selfmade Granola (siehe Seite 108)
10 g Leinsamen
10 g Kokosflocken
100 ml Kokosmilch (oder andere Pflanzenmilch)
etwas Zimt
etwas neutrales Öl für die Form

So geht's:
Backofen auf ca. 170°C vorheizen. Birne und Apfel entkernen, eine Apfelhälfte in schmale, längliche Spalten schneiden, den Rest des Apfels sowie die Birne in kleine Würfel. In einer Schüssel die restlichen Zutaten vermengen, Apfel- und Birnenwürfel dazugeben und alles gut miteinander verrühren. Die Masse sollte zähflüssig sein. Masse in eine gefettete kleine viereckige Form geben, mit den Apfelspalten belegen und den Frühstücksauflauf für 15 bis 18 Minuten backen. Guten Appetit!

HEALTHY MUFFINS

Wenn sie Muffins wollen, wollen sie Muffins: Meine Kids wünschen sich etwas Süßes zum Frühstück und als Jause, also mixe ich ihnen schnell supergesunde Muffins. Die merken gar nicht, was für Ballaststoff- und Superfood-Bomben das sind.

DU BRAUCHST FÜR CA. 7 MUFFINS:
1 EL Leinsamen
150 g Mehl (ich nehme Einkorn oder Dinkel-Vollkorn)
½ Pck. Weinstein-Backpulver
2 reife Bananen oder 200 g Apfelmus
50 ml Rapsöl
100 ml Mandelmilch
50 g Kakaonibs

So geht's:
Backofen auf ca. 180°C vorheizen. Leinsamen mit etwas kochendem Wasser übergießen und quellen lassen. Mehl mit Backpulver vermengen, Bananen oder Apfelmus, Rapsöl, Mandelmilch und gequollene Leinsamen dazugeben. Mixen. Kakaonibs unterheben. Teig in mit Papierförmchen ausgelegte Muffinformen füllen und 25 Minuten backen.

SELFMADE-GRANOLA

Fertigmüsli und Cerealien sind zwar praktisch, weil schnell zu essen, aber ungesunde Zuckerbomben. Warum also nicht Granola selbst machen? Einfach abends oder am Wochenende für eine ganze Woche zubereiten und morgens schnell genießen!

DU BRAUCHST FÜR CA. 800 G:

2 Tassen Haferflocken
1 Tasse Nüsse (Mandeln, Haselnüsse, Cashews)
1 Tasse Samen (Kürbiskerne,
Sonnenblumenkerne, Leinsamen)
3 EL geriebene Mandeln
½ TL Salz
2 EL Cranberrys oder Rosinen
1 TL Zimt
2 EL Kokosöl
175 g Maronipüree (dazu püriere ich
gekochte Maroni)
2 EL Ahornsirup

So geht's:
Backofen auf ca. 150 °C vorheizen. Alle trockenen Zutaten mischen, Öl, Maroni und Ahornsirup erhitzen, bis alles schön geschmolzen ist. Dann mit den trockenen Zutaten mischen. In eine mit Backpapier ausgelegte Auflaufform geben und festdrücken. 20 bis 30 Minuten backen. Abkühlen lassen und in Stücke brechen.

KOCHLÖFFELBROT

Okay, ich vertrage also keinen Weizen und Roggen, Dinkel und Hafer auch schlecht. Einkorn ist die einzige Ausnahme. Und Hefe, die sollte ich auch weglassen. Also was tun? Selber backen! Beim Experimentieren bin ich auf dieses Brot gekommen. Es geht superschnell und schmeckt fantastisch! Und ja: Du kannst statt Einkornmehl jedes Mehl verwenden, das du gut verträgst.

DU BRAUCHST FÜR 1 BROT:

300 g Einkornmehl (plus etwas für die Form)
100 g Buchweizenmehl
60 g Sonnenblumenkerne
20 g Leinsamen
20 g Sesamsamen
1 TL Salz
1 Pck. Weinstein-Backpulver
ca. 400 ml lauwarmes Wasser
etwas Öl für die Backform

So geht's:
Alle trockenen Zutaten in einer Schüssel mischen. Lauwarmes Wasser mit einem Löffel kurz unterrühren, bis ein zäher Teig entstanden ist. Eine Kastenform mit etwas Öl fetten und mit wenig Mehl ausstreuen, den Teig in die Form geben. Nicht gehen lassen! Brot in den kalten Backofen stellen und bei 200 °C (180 °C Umluft) ca. 1 Stunde backen. Auskühlen lassen. Nach Lust und Laune belegen.

SCHOKOLADIGE BOHNEN-BROWNIES

Brownies aus Bohnen – schmecken die wirklich? Ja, tun sie, und sie halten – einmal zubereitet – eigentlich fast eine ganze Woche im Kühlschrank. Leider schmecken sie zu gut, um wirklich eine Woche zu überleben. Und nicht nur das: Sie sind auch zuckerfrei, glutenfrei, vegan und super-easy zu machen.

DU BRAUCHST FÜR CA. 12 BROWNIES:

2 Dosen Kidney-Bohnen
1 Banane
1 EL Kokosöl
3 EL Hafermilch
3 EL Kokosmehl
½ Pck. Weinstein-Backpulver
25 g Rohkakao

So geht's:

Backofen auf 180 °C vorheizen. Bohnen abspülen, bis sie nicht mehr nach Bohnen riechen, dann zusammen mit allen anderen Zutaten in eine Rührschüssel geben. Mit dem Stabmixer zu einer gleichmäßigen Masse verrühren. In eine mit Backpapier ausgelegte kleine rechteckige Form streichen und ca. 40 Minuten backen. Mindestens 30 Minuten auskühlen lassen.
Wer mag, glasiert mit Schokolade oder garniert mit Beeren.

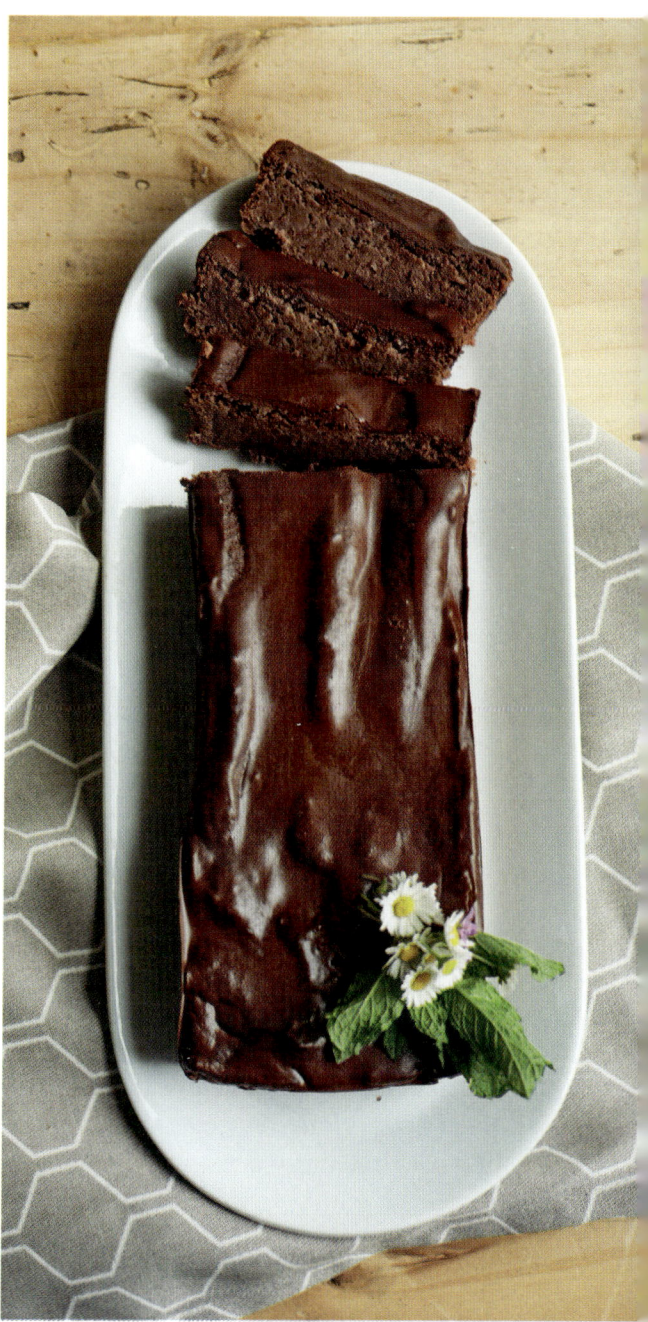

Diese Brownies sind aus Bohnen gemacht? Sind sie!
Eine tolle Alternative zu Mehl.

KLEINE TIPPS

FÜR JEDEN MORGEN

Hier fasse ich für dich zusammen, was abgesehen von einem köstlichen Frühstück morgens sonst noch wichtig ist.

1. NIMM DIR ZEIT

Es geht nicht nur darum, was, sondern auch wie du isst. Frühstückst du gehetzt und unachtsam, leidet deine Verdauung, dein Körper produziert nicht genug Enzyme und Salzsäure, um die Nährstoffe im Verdauungstrakt zu zerlegen. Bauchschmerzen sind die Folge. Und die will niemand.

2. ERST YOGA, DANN FRÜHSTÜCK

Du möchtest morgens mit Sport und – so wie ich – mit Yoga in den Tag starten? Tue es nüchtern! So ist der Körper nicht mit Verdauen beschäftigt und die Asanas gehen dadurch leichter. Etwas Flüssigkeit kannst du vor den Übungen aber ruhig zu dir nehmen. Dir fällt es schwer, morgens vor dem Yoga oder einer Laufrunde nichts zu essen? Wie wäre es mit einer Banane? Danach kannst du deinen Körper mit einer Mischung aus Kohlenhydraten und Proteinen stärken.

3. SIMPLE THINGS

Verschwende kein Geld für teure Energieriegel oder Superfood-Säfte. Beides kannst du genauso gut zu Hause selbst machen. Gesunde Ernährung am Morgen muss nicht viel kosten: regional, saisonal und so einfach wie möglich! Vielleicht inspirieren dich meine Rezepte.

4. DEIN BAUCH ALS CHEFKOCH

Ich bin ein großer Fan von intuitiver Nahrungsaufnahme. Signalisiert dir dein Körper »Hunger«, dann iss. Wenn du dich nach einer bestimmten Mahlzeit aufgebläht fühlst, dann iss das nächste Mal etwas anderes. Reagierst du immer gleich auf bestimmte Nahrungsmittelgruppen, obwohl sie angeblich so gesund sind, lasse sie weg. Hab Vertrauen: Dein Körper sagt dir ganz genau, was du tun sollst und wann du es tun sollst.

5. WASSER, WASSER, WASSER

Wenn du nur für eine einzige Sache morgens Zeit hast, trinke ein großes Glas Wasser. Bist du dehydriert, fehlen dir Mineralsalze, die dein Körper braucht.

FRÜHSTÜCKS-EMPANADAS

Empanadas kennst du vielleicht aus der mittel- und südamerikanischen Küche mit diversen Fleisch- oder Käsefüllungen. Meine Empanadas nach einem Rezept aus Peru kommen vegan auf den Frühstückstisch.

DU BRAUCHST FÜR CA. 7 STÜCK:

200 g Dinkelmehl
½ TL Salz
½ TL Weinstein-Backpulver
70 g vegane Margarine (zimmerwarm)
100 ml Wasser
4 mittelgroße Kartoffeln
2 Frühlingszwiebeln
½ Paprika
1 EL Rapsöl
80 g frischen Blattspinat (oder Tiefkühl-Spinat)
½ TL Salz
¼ TL frisch gemahlenen Pfeffer
25 ml Sojamilch

So geht's:

Mehl mit Salz und Backpulver versieben, mit Margarine und Wasser zu einem Teig verarbeiten. Ist er zu feucht, noch etwas mehr Mehl einarbeiten. Teig in Frischhaltefolie wickeln und für mindestens 60 Minuten (oder über Nacht) in den Kühlschrank geben. Kartoffeln schälen, waschen und in kleine Würfel schneiden. In gesalzenem Wasser gar kochen. Währenddessen die Frühlingszwiebeln klein schneiden und den Paprika entkernen und würfeln. Öl in eine beschichtete Pfanne geben und Zwiebeln und Paprika unter häufigem Rühren anrösten. Spinat waschen und zusammen mit den gegarten Kartoffeln in die Pfanne geben. Alles bei mittlerer Hitze unter häufigem Rühren dünsten, bis der Spinat zerfallen ist. Würzen. Backofen auf 200 °C Ober-/Unterhitze vorheizen. Teig ausrollen. Mit einer kleinen umgedrehten Schüssel (ca. 14 cm Durchmesser) kreisrunde Formen ausstechen. Etwa 1 Esslöffel der Füllung in die Mitte jeder Teigscheibe setzen und zusammenklappen. Ränder fest zusammendrücken und den gebogenen Rand mit einer Gabel nochmals festdrücken. Es entsteht dadurch ein hübsches Muster. Die Empanadas auf ein mit Backpapier ausgelegtes Backblech legen, mit etwas Sojamilch bestreichen und auf mittlerer Schiene 25 bis 30 Minuten goldbraun backen. Fertig!

Diese köstlichen Empanadas schmecken übrigens warm und kalt.

SONNTAGSWAFFELN

Diese veganen Waffeln sind superweich, saftig und einfach köstlich. Übrigens gibt es bei mir zu den Waffeln statt Schlagobers Kokosjoghurt und selbstgemachte Erdbeermarmelade. Herrlich fruchtig-frisch und so gut – zum Frühstück, Mittagessen, Abendessen ... völlig egal!

DU BRAUCHST FÜR 8 WAFFELN:

150 g Dinkel-Vollkornmehl

50 g Kokosmehl

4 TL Weinstein-Backpulver

2 EL Kokosblütenzucker

abgeriebene Schale von ½ Bio-Zitrone

100 g Apfelmus

160 ml Mandelmilch (oder Pflanzenmilch deiner Wahl)

1 EL Mandelmus

100 ml Mineralwasser

etwas neutrales Öl für das Waffeleisen

So geht's:

Trockene Zutaten miteinander vermischen. Flüssige Zutaten miteinander vermischen. Nun alles zu einer glatten Masse vermengen. Waffeleisen mit etwas Öl bestreichen und die Waffeln 3 bis 4 Minuten backen.

VEGANER APFELKUCHEN

Äpfel sind genial! Sie versorgen uns mit reichlich Kalium, Kalzium, Magnesium, Vitamin A, Vitamin C, Folsäure und B-Vitaminen. Das englische Sprichwort: »An apple a day keeps the doctor away«, ist tatsächlich durch wissenschaftliche Studien belegt. Wer regelmäßig Äpfel isst, mindert sein Schlaganfall-Risiko und verbessert seine Cholesterinwerte. Ach ja: das Kuchenrezept ...

DU BRAUCHST FÜR 1 KUCHEN:

1 EL geschrotete Leinsamen

135 g gemahlene Mandeln

15 g Kokosmehl

100 g Reismehl

1 Pck. Weinstein-Backpulver

1 Prise Zimt

100 g Erythrit (oder Süßungsmittel nach Wahl)

125 ml Rapsöl (plus etwas für die Form)

125 ml Wasser

4 Äpfel

etwas Rapsöl

So geht's:

Backofen auf 170 °C vorheizen. Leinsamen mit 3 EL kochendem Wasser übergießen und quellen lassen. Mandeln mit Kokos- und Reismehl in einer Schüssel vermengen, Backpulver und Zimt unterheben, Erythrit dazugeben, dann Rapsöl, Wasser und Leinsamen. Mixen. Äpfel schälen, halbieren, entkernen und in Spalten schneiden. Eine runde Springform mit etwas Rapsöl fetten und den Teig einfüllen. Apfelspalten darauf verteilen. In den Ofen schieben und ca. 45 Minuten backen. Auskühlen lassen. Mit lieben Menschen teilen!

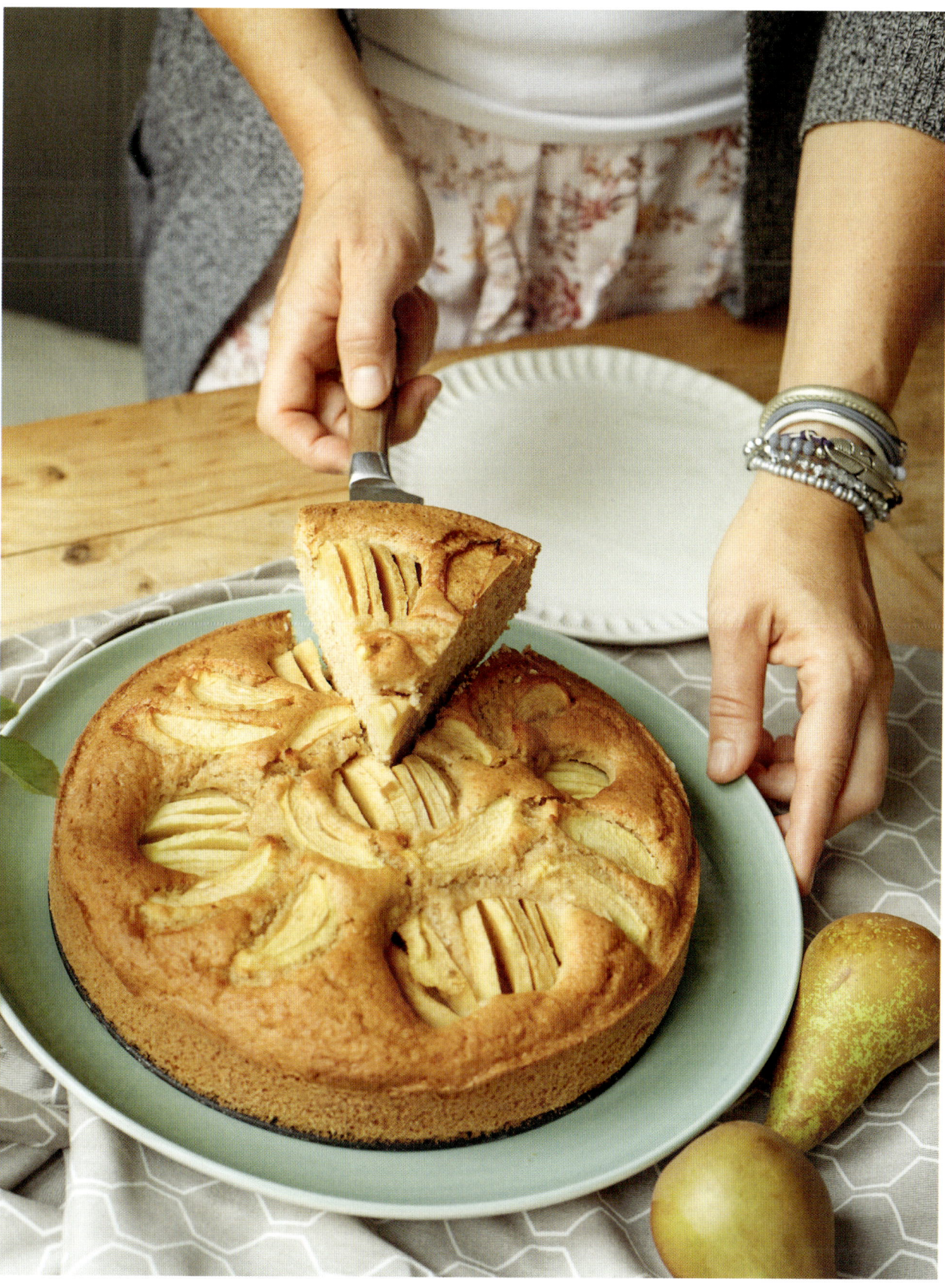

REINIGUNG FÜR
KÖRPER UND SEELE

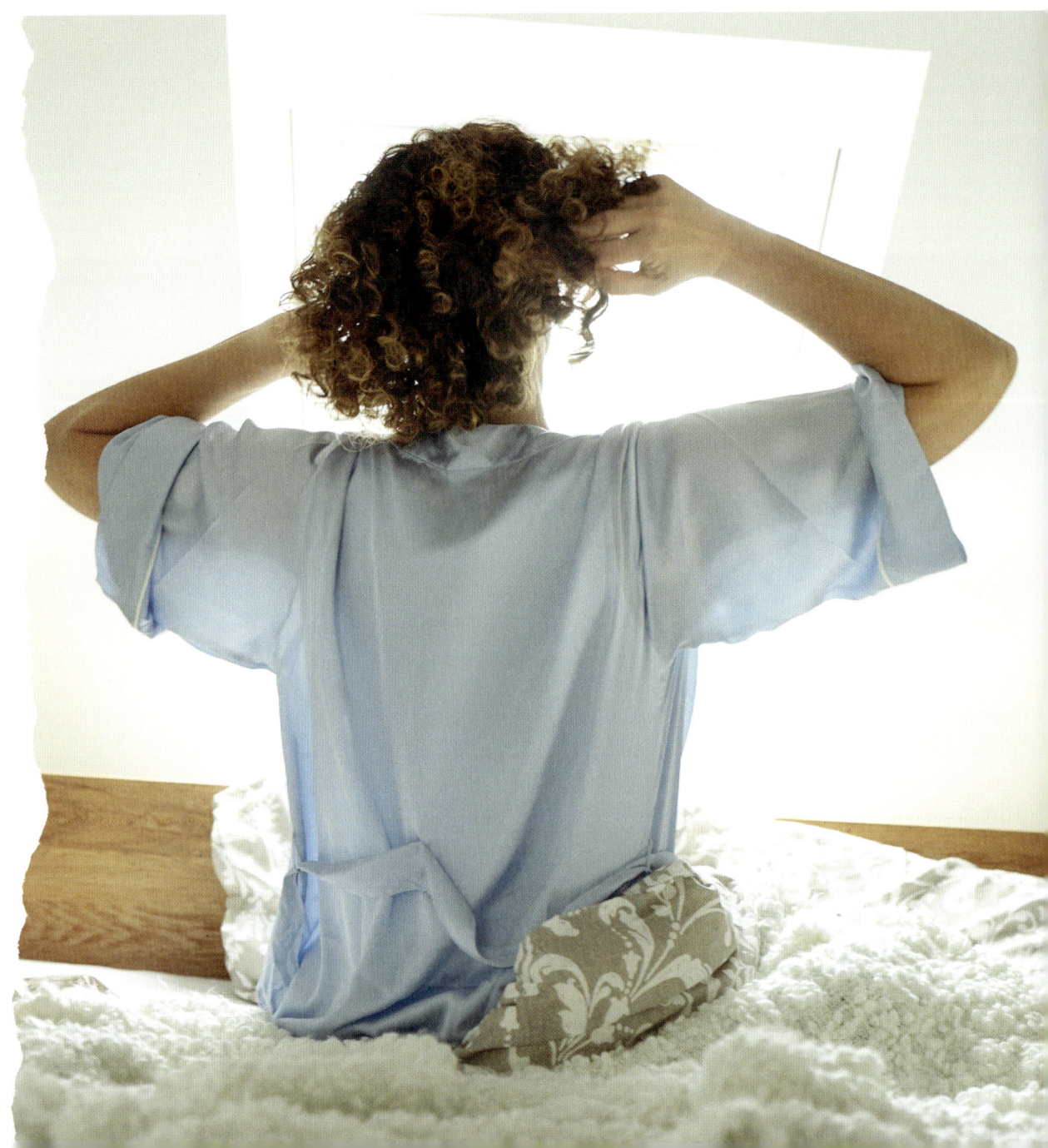

Was wäre ein Morgen ohne Morgenhygiene? Im Yoga sind Reinigungs- und Pflegerituale fixer Bestandteil des Alltags. Diese Reinigungstechniken werden Kriyas genannt.

Zugegeben – es gibt einige Methoden, die sehr extrem und schräg sind, aber es gibt auch Reinigungstechniken, die man sehr gut in seine Morgenroutine integrieren kann. Reinigungsrituale sind dazu gedacht, das Immunsystem zu stärken indem der Körper dem Rhythmus der Natur angepasst wird. Ein schöner Gedanke.

GIFTSTOFFE ENTFERNEN: ZUNGENSCHABEN

Das Zungenschaben gehört zur yogischen Morgenroutine und hilft, über Nacht angesammelte Giftstoffe von der Zunge zu entfernen. Und weil der Mundraum ja schon zum Verdauungssystem gehört, wird der Stoffwechsel durch die tägliche Reinigung unterstützt. Das Reinigen der Zunge hilft bei Mundgeruch und verstärkt mit der Zeit sämtliche Geschmackswahrnehmungen. Traditionell wird ein sogenannter Zungenschaber aus Edelstahl oder sogar Silber verwendet. Aber auch ein Löffel erfüllt denselben Zweck. Ziehe nach dem Aufstehen den Löffel – die konkave Seite nach unten – oder den Zungenschaber fünf bis sieben Mal von hinten nach vorne über die Zunge. Übe dabei ein wenig Druck aus, um den auf der Zunge befindlichen Film zu entfernen.

GESUNDER MUNDRAUM: ÖLZIEHEN

Direkt nach der Zungenreinigung kommt das sogenannte Ölziehen. Dafür nimmst du einen Teelöffel Öl, meist Sesamöl, und spülst den gesamten Mund- und Rachenraum für 1 Minute gründlich durch. Spucke das Öl dann aus und spüle den Mund mit Wasser. Das Ölziehen ist eine extrem wirkungsvolle Methode, um Zähne, Zahnfleisch und Mundraum gesund zu halten. Außerdem befreit es, ähnlich wie die Zungenreinigung, von toxischen Stoffen und kann auf diese Weise den Entgiftungsprozess des Körpers unterstützen.

KALT GEDUSCHT IST HALB GEWONNEN

Aus dem warmen, kuscheligen Bett unter die eisig kalte Dusche? – Ja, ich weiß: Kalt zu duschen ist gerade morgens richtig hart. Studien belegen aber, dass kalte Duschen unser Immunsystem stärken, das Herz-Kreislauf-System und die Fettverbrennung ankurbeln und unsere Leistungsfähigkeit steigern.

Vielleicht schaffst du es ja, dich langsam heranzutasten. Ich habe zu Beginn einfach das Waschbecken mit eiskaltem Wasser gefüllt und mein Gesicht reingetaucht. Ab ins Wasser, bis fünf zählen, munter! Oder du probierst es zu Beginn mit Wechselduschen: warm, kalt – warm, kälter – munter!

Kälte bewirkt einen gezielten, kurzen Schock, der den Körper dazu zwingt, Veränderungen einzuleiten – und die können sich positiv auswirken. Die Schilddrüse wird aktiviert und die Hormonausschüttung angekurbelt. Die Muskeln kontrahieren und man atmet schnell und tief durch. Die Zellen werden mit Sauerstoff geflutet.

So weit die Auswirkungen auf den Körper. Aber so ein knackiger Kälteschub sorgt auch für eine Schärfung des Fokus. Weil sich dein Körper überrumpelt fühlt, nutzt er seine Reserven zur Lösung des Kälteproblems. Das sorgt auch für einen freien Kopf.

Versuch's! Ab unter die kalte Dusche – du schaffst das locker!

Ein kleiner Kälteschock ist ein gutes Stimulans für unseren Körper.

REINIGUNGSRITUALE

FÜRS WOCHENENDE

Nach einer langen Arbeitswoche gehört das Wochenende so richtig zelebriert. Es muss aber kein Ausflug ins nächste Spa sein. Wie wäre es mit einem entspannenden Wellness-Wochenende zu Hause? Wenn du kleine Kinder hast, bringe sie für ein Wochenende zu Oma und/oder Opa. Der Wecker wird aus dem Schlafzimmer verbannt, du legst dich früh nieder, schnappst dir ein gutes – oder nein, ein langweiliges – Buch, kuschelst dich in die Federn und schläfst ganz entspannt ein.

FÜR HAUT UND NERVEN: TROCKENBÜRSTEN

Auch wenn wir uns gesund ernähren und das sauberste Wasser trinken, können wir Giftstoffe nicht ganz aus unserem Leben verbannen.

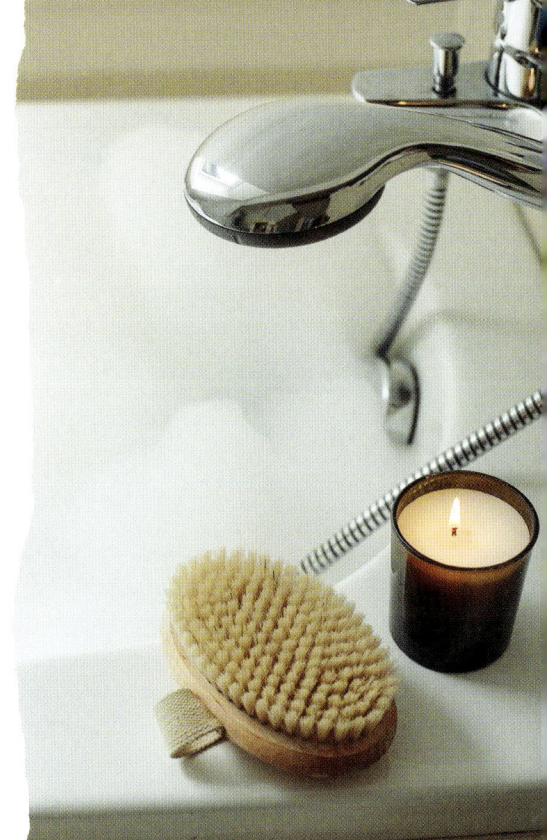

Ein Wellness-Wochenende zu
Hause kann kleine Wunder wirken.
Vielleicht auch große!

Sie befinden sich in der Luft, in verschiedenen verarbeiteten Lebensmitteln und in Kosmetika. Sie werden über die Haut aufgenommen, eingeatmet und gelangen über die Nahrungsmittel in den Körper. Trockenbürsten unterstützt den Entgiftungsprozess. Es stimuliert und öffnet die Poren der Haut und löst tote Zellen und Giftstoffe, die sich tief in der Haut befinden. So weit die oberflächliche Wirkung. Trockenbürsten regt aber auch das Lymphsystem an, stimuliert das Nervensystem und hilft dabei, Stress abzubauen. Die stimulierende Wirkung der Borsten wirkt wie eine kleine Körpermassage. Muskelverspannungen werden gelöst und der Geist beruhigt sich. Ich habe mir für das Trockenbürsten eine Körperbürste mit Naturborsten zugelegt. Auch ein langer Griff ist sehr praktisch!

Und dann geht's los: Bürste zuerst die Füße mit kreisenden Bewegungen. Dann die Vorderseite, die Rückseite und die Innen- und Außenseiten der Unterschenkel und Oberschenkel. Streiche anschließend die Beine zehn Mal von unten nach oben hoch. Danach bürste den Unterbauch, den Bauch und die Brust mit kreisenden und dann mit streichenden Bewegungen. Anschließend die Arme, einschließlich Achselhöhlen und Schultern. Es ist wichtig, nach oben in Richtung Herz zu bürsten, um einen gesunden Lymphfluss zu fördern. Mache lange Bürstenstriche! In den Leisten und Achselhöhlen befinden sich viele Lymphknoten. Die aktivierst du mit kreisenden Bewegungen: pro Seite zehn Mal kreisende Bewegungen. Deine Haut wird nach der Prozedur eine gesunde, leicht rosa Farbe annehmen. Zehn bis zwanzig Minuten Trockenbürsten sind ideal, um die Entgiftungsprozesse effektiv anzuregen. Danach ist ein warmes Bad herrlich!

Abgesehen von der Reinigung ein kleiner Tipp: Schlafe dich aus! Klingt banal, ist aber effektiv.

WELLNESS@HOME: SALZ- ODER ÖLBAD?

Frage vorab: Trockene Haut, ja oder nein? Neigst du zu trockener Haut, wähle ein Ölbad, ansonsten ein Salzbad.

Es müssen nicht mal teure Badesalze sein, um eine große Wirkung zu erzielen. Für ein Vollbad mit 200 Liter Wasser brauchst du zwei bis sieben Kilogramm ganz gewöhnliches Speise- oder Meersalz. Salzbäder beeinflussen vor allem die Haut positiv. Im Gegensatz zu Schaumbädern verringern sie die Hautquellung. Salz wirkt desinfizierend und entzündungshemmend. Es verbessert die Hautdurchblutung, übermäßige Schuppenbildung nimmt ab und eventueller Juckreiz verschwindet. Deshalb wirken Salzbäder auch gegen Hauterkrankungen wie Neurodermitis, Schuppenflechte, Akne und Ekzeme. Sie regen außerdem Durchblutung und Stoffwechsel an, reduzieren Schmerzen, steigern die Abwehrkräfte, senken den Blutdruck und erhöhen die Pulsfrequenz. Außerdem haben sich Bäder mit Salz bei rheumatischen Beschwerden bewährt. Und: Das vegetative Nervensystem wird angeregt, das heißt, man beruhigt sich. Die perfekte Wassertemperatur liegt möglichst genau bei 37 °C, damit der Körper keine unnötige Energie für einen Temperaturausgleich verschwenden muss. Bade zu Beginn nicht länger als 10 Minuten. Nach und nach kannst du die Zeit bis auf 20 Minuten steigern. Nach dem Bad nicht abduschen, sondern nur trocken tupfen und für 15 bis 30 Minuten entspannt und leicht zugedeckt ins Bett. Ein herrliches Gefühl!

Neigst du wie ich zu trockener Haut, wähle ein Ölbad. Ölbäder dienen vor allem der Pflege angegriffener und gestresster Haut. Beim Ölbad kann das Wasser ruhig etwas heißer sein. Das warme Wasser führt zu einer Öffnung der Hautporen, die die Feuchtigkeit aus den Ölen aufnehmen. Der Ölfilm, der sich auf der Haut absetzt, schließt diese Feuchtigkeit ein und bewirkt eine Linderung von Symptomen trockener Haut, z. B. von Juckreiz. Bei Allergien und Neurodermitis können Ölbäder eine gute Ergänzung zu anderen Behandlungsmethoden sein. Natürlich gibt es jede Menge teurer Öle, es reicht aber auch vollkommen, ein handelsübliches Babyöl, Nachtkerzenöl oder – mein Favorit – Mandelöl ins Wasser zu geben. Für ein Vollbad mit 200 Liter Wasser brauchst du nur ein paar Tropfen bis 1 Teelöffel Öl. Jedes Öl hat eine andere Wirkung auf den Körper. Lavendel, Melisse und Baldrian beruhigen, Orange, Zitrone und Rosmarin regen an. Wähle und genieße nach Lust und Laune!

Reinigungsrituale sind dazu gedacht, das Immunsystem zu stärken, indem der Körper dem Rhythmus der Natur angepasst wird.

DIE SCHLECHTE ENERGIE MUSS RAUS: RÄUCHERN

Räuchern ist ein uraltes Ritual, das schon vor Jahrtausenden in fast allen bedeutenden Kulturen der Menschheit als Mittel zur Reinigung, Heilung, Segnung und spirituellen Verbindung eingesetzt wurde. Jetzt erlebt das Räuchern ein Revival und zwar nicht nur in Yogastudios, sondern auch zu Hause. Lavendel, Süßgras, Zimt, Zedernholz, Salbei und Rosenblüten sind einige der duftenden Heilpflanzen, die einzeln oder in Mischungen verräuchert werden können. Im Unterschied zu Duftölen, bei denen sich über die Wärme einer Kerze nur die Duftessenzen der ätherischen Öle im Raum verteilen, wird beim Räuchern tatsächlich das Kraut oder die Heilpflanze verbrannt. Dem dabei erzeugten Rauch wird eine reinigende und heilende Wirkung nachgesagt. Während der Rauch sich in jede Ecke eines Zimmers verteilt, soll er alle Rückstände, alten Informationen und schlechten Energien des Raumes in sich aufnehmen und auflösen. Gleichzeitig verteilt er mit dem Duft und der Kraft der Heilkräuter positive Energie.

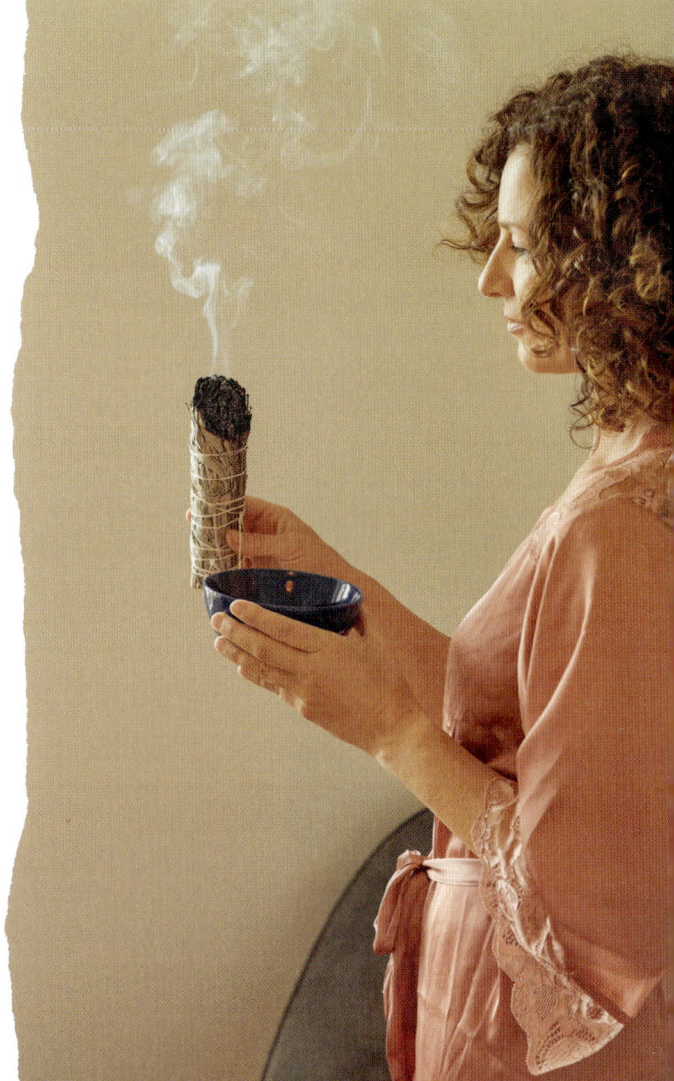

Die reinigende und wohltuende Wirkung des Räucherns ist schon seit Jahrtausenden bekannt.

LASS DIE
SONNE REIN!

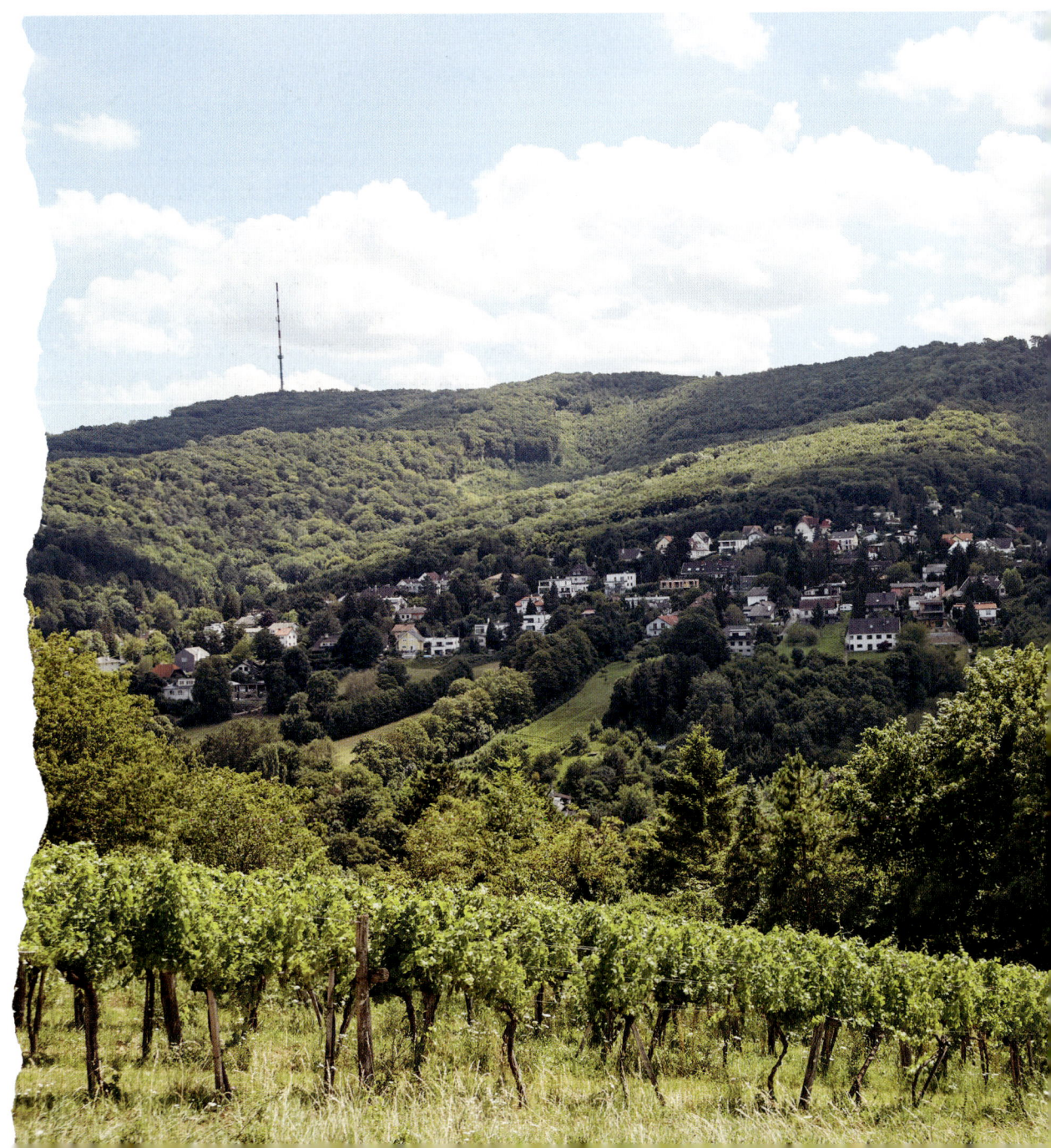

Die Natur macht uns staunen und führt uns vor Augen, dass wir nur ein ganz kleines Teilchen einer großen, vollkommenen Schöpfung sind. Man fühlt sich winzig klein, aber auch verbunden.

Jedes Mal, wenn ich auf einem Berggipfel stehe, bin ich überwältigt vom Anblick, der sich mir bietet. Wie unglaublich schön und vielfältig die Natur doch ist – und voller Leben. Steht man ganz oben, sind alle Probleme weit weg und alle Sorgen so klein. Die Stille, die wir beim Wandern oder Spazieren über Wiesen und durch Wälder erfahren, ist nicht beängstigend. Im Gegenteil – sie beruhigt uns und schenkt Frieden. Die Sonne, die uns in der Nase kitzelt und unsere Haut wärmt, erfüllt uns mit neuer Energie. Für viele ist das Erleben der Natur auch Teil ihrer Morgenroutine. Sei es am offenen Fenster tief durchzuatmen, den Vögeln zuzuhören oder ein paar Schritte barfuß durch eine Wiese zu gehen. Atemübungen, Meditation und Yoga brauchen Übung. Im Wald tief durchatmen kann jeder – dazu braucht es keinerlei Training.

DIE KRAFT DER NATUR

Es gibt unzählige Möglichkeiten, ein bisschen Natur in seine Morgenroutinen einzubauen. Und es muss nicht gleich ein Bad im eiskalten Gebirgssee oder ein Dauerlauf durch den Wald sein. Ein kleiner Spaziergang oder einfach eine Tasse Tee auf der Fensterbank mit Blick ins Grüne, ganz ohne Ablenkung – das reicht erst mal völlig. Die Sauerstoffsättigung im Blut steigt an und sorgt für mehr Klarheit und Konzentration. Schon einige bewusste Minuten in der Natur können uns bei anstehenden Entscheidungen helfen, beim Fühlen und Erleben. Statt ständig im Kreis zu denken, lässt uns die Natur mit dem Herzen wahrnehmen und schärft unsere Sinne. In ihr finden wir Sicherheit und Ruhe. Wir schöpfen Kraft.

Schon ein paar Minuten im Grünen reduzieren Ängste und die Produktion von Stresshormonen. Blutdruck und Puls sinken.

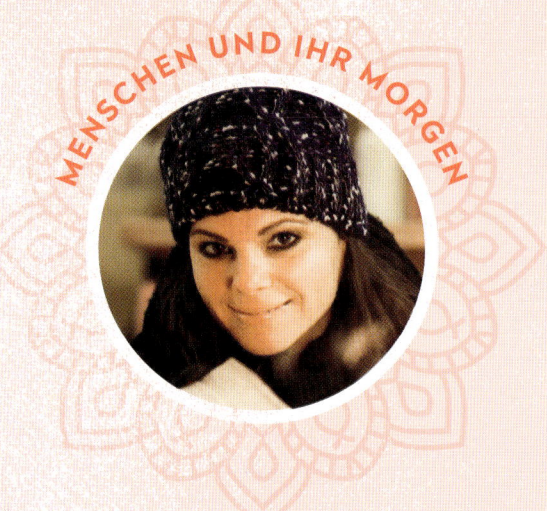

TINA MARIA VERDI

HOTELMANAGERIN, YOGALEHRERIN, SCHÖPFERIN DES PROGRAMMS »ALPEN.KRAFT«

• • • • • • •

Kraftorte sind Plätze, an denen man sich spontan wohlfühlt, an denen etwas ins Schwingen kommt, die Lebensenergie erwacht, Heilung passiert. Orte, an denen man Inspiration, Weite und Freiheit fühlt. Tina Maria Verdi hat in den Gasteiner Alpen zu ihrer Kraft zurückgefunden.

Manchmal zeigen sich Kraftorte in der Natur als sprudelnde Quelle, manchmal als fröhlich plätschernder Gebirgsbach oder als mächtiger Wasserfall. Mal ist es eine verzauberte Lichtung, mal ein uralter Baum. Oft ranken sich alte und mystische Geschichten von Heldentum, Naturgeistern und spirituellen Erfahrungen um diese Plätze, manchmal wurde dort eine Kapelle gebaut oder ein Stein behauen. Im Gasteinertal finden sich viele solcher Kraftorte, und genau hier hat Tina Maria Verdi ihr Programm »Alpen.Kraft« entwickelt. Es war

ein Herzensprojekt, das aus dem Bedürfnis heraus entstand, achtsam mit sich selbst umzugehen, eigene Kraftorte zu entdecken und daraus Energie zu schöpfen.

Aus dem Burnout in die Natur

Begonnen hat für Tina alles mit diesen Gedanken: »Eigentlich geht es mir gut. Materiell fehlt es mir an nichts. Aber trotzdem ist da diese Leere. 7 Tage die Woche 24 Stunden erreichbar, immer die richtige Antwort parat – immer ruhig, geduldig und freundlich. Aber keine Zeit, keine Ruhe, kein

»IN DER NATUR KÖNNEN WIR SO SEIN, WIE WIR SIND. OHNE ETWAS TUN ODER KÖNNEN ZU MÜSSEN.«

Wohlbefinden im eigenen Körper. Wo ist das Gefühl von Zufriedenheit, das wie ein Lächeln aus mir rausstrahlt?« Tina erzählt, dass sie sich völlig hat vereinnahmen lassen von Menschen, Arbeit, Zeitdruck. Sie ernährte sich unregelmäßig und ungesund – und wurde träge. Sport, eigentlich jegliche Art von Bewegung, wurde von dieser Trägheit quasi blockiert. Ein Teufelskreis, der sie immer unzufriedener machte – mit dem eigenen Körper, mit dem eigenen Leben. Die Hotelmanagerin hat nicht nur gelernt, achtsamer mit sich selbst zu sein, sondern auch Auszeiten in der Natur zu schätzen. »Mich hat es jeden Morgen raus in die Natur gezogen, in die Berge, in die Alpen, um das Gefühl der Weite, der Freiheit und der inneren Ruhe zu finden, um wieder Luft und Sauerstoff für Körper und Organe zu haben. Ich wollte mich körperlich und sportlich betätigen, um meine Muskelkraft für einen funktionierenden, gesunden Körper zu erhalten. Ich wollte meine Geisteskraft, meine Resilienz, mein Durchhaltevermögen, meinen Durchblick wiederfinden. Denn die Kraft der Natur erdet und beruhigt.«

Sich von der Natur beschenken lassen
So oder ähnlich geht es nicht nur der vielbeschäftigten Managerin. Ganz egal ob Karrieremensch oder Familienmensch, ob Mann oder Frau, ob jung oder alt. Wir alle haben mit den Herausforderungen des Lebens, des Umfelds, der Gesellschaft, schwieriger Situationen zu kämpfen – die »Energieräuber« lauern überall. »Die Alpen haben auf mich mit ihrer Beschaffenheit aus Erde und Stein, Gras und Pflanzen einen meditativen, beruhigenden und nährenden Einfluss. Der Anblick der Berge und die damit verbundene Empfindung sind wie eine Streicheleinheit für die Seele. Hier gelingt es mir, eine Auszeit vom zehrenden Alltag zu nehmen und meine innere Ruhe wiederzufinden.« Gerade Yoga oder Meditation am Morgen an Orten, die Kraft schenken, lassen Tina wirklich »runterkommen«. »In der Natur können wir so sein, wie wir sind. Ohne etwas tun und können zu müssen.« Aus diesem Empfinden zieht es Tina jeden Morgen ins Freie. Mal sitzt sie in aller Stille an einem See, mal klettert sie auf einen Berg, mal rollt sie ihre Yogamatte aus und lässt sich vom Zwitschern der Vögel durch die Positionen begleiten. Im Einklang mit der Natur, immer mit einem Lächeln im Herzen und im Gesicht.

»IN ALLEM, WAS DIE NATUR HERVORBRINGT, IST ETWAS BESONDERES!«

ARISTOTELES

YOGA IM FREIEN

Jeder von uns hat seine eigenen Kraftorte. Für die einen ist es ein ganz bestimmter Berggipfel, für andere eine liebevoll gestaltete Ecke im Garten, für wieder andere vielleicht ein kleiner Teich in einem Park. Solche Kraftorte aufzusuchen, vielleicht sogar an so einem Ort zu meditieren oder Yoga zu machen, tut unglaublich gut. Wir werden demütig, still und ruhig. Wir beobachten, nehmen wahr und sind dankbar. Wie schön!

Die Matte im Freien auszurollen, noch dazu morgens, wenn die Welt erst langsam erwacht, hat einen ganz besonderen Zauber. Du bewegst dich zum Gesang der Vögel, die ersten Sonnenstrahlen wärmen dich und der Wind streicht dir sanft über die Haut. Deine Atmung verbindet sich mit der Bewegung und du spürst deine Verbundenheit mit der Erde und der Natur. Du bist ganz im Moment. Klingt romantisch, oder? Ist es auch.

In den Sommermonaten verlege ich meine Morgenpraxis und auch meine morgendlichen Yogastunden, die ich dann vor allem an Wochenenden gebe, gerne in den Garten. Das ist wunderbar, stellt mich aber auch immer wieder vor gewisse Herausforderungen: Der Boden ist meist uneben. Vor allem in stehenden Positionen seine Balance zu finden, ist eine echte Challenge. Außerdem bekommt man immer wieder Besuch auf der Matte: Mal ist es eine Ameise, mal steigst du einen Schritt zurück und ein Nacktschnecke hat sich unter deinen Fuß verirrt. Weiße Hosen in einer Blumenwiese gewöhnt man sich genau-

> **Du bewegst dich zum Gesang der Vögel, die ersten Sonnenstrahlen wärmen dich und der Wind streicht dir sanft über die Haut. Klingt romantisch, oder? Ist es auch.**

so schnell ab, wie länger die Augen zu schließen. Kann nämlich sein, dass eine Katze auf deiner Matte sitzt, wenn du sie wieder öffnest – mir ist das passiert. Du kannst dir diese kleinen Ablenkungen auch sehr gut zunutze machen: Bevor du in eine stehende Position gehst, suche dir einen Punkt auf der Matte, an dem du guten Halt hast, und bei Positionen wie dem Boot ist eine kleine Mulde für dein Gesäß eine echte Hilfe. Wenn du in einer Gruppe Yoga machst, werden die anderen staunen, wie mühelos du diese Bauchmuskelübung halten kannst. Beim Yoga arbeiten wir an unserer Balance, an unserer Stabilität, an unserer Leichtigkeit, an unserer Flexibilität und an unserem Fokus. In einem geschlossenen, ruhigen Raum selbst ruhig zu werden, fällt vielen zu Beginn leichter. Sich mit seiner Yogapraxis in die Welt zu trauen und trotzdem ganz bei sich zu sein, ist eine ganz besondere Übung. Aber gerade wenn du dich durch die verschiedenen Positionen bewegst und merkst, dass du dich durch nichts ablenken und aus dem Konzept bringen lässt, verlässt du die Matte mit einer unglaublichen Stärke.

TEILE DEINE FREUDE: IM DUETT AUCH NETT

In diesem Buch begeben wir uns auf die Suche nach deiner Morgenroutine, deinem Yoga, deinem perfekten Start in den Tag. Das heißt aber nicht, dass deine Morgenroutinen einsam und allein stattfinden müssen. Vielleicht entdeckt ja dein Partner, deine Partnerin, dass Teile deiner morgendlichen Abläufe sehr gut in sein/ihr eigenes Leben passen. Vielleicht beginnt ihr gemeinsam zu meditieren, vielleicht macht euch Yoga zu zweit noch mehr Spaß. Und vielleicht lassen sich gesunde Ernährung und regelmäßige Bewegung besser und leichter in den Alltag integrieren, wenn da noch jemand ist, mit dem ihr gemeinsam üben könnt. Gemeinsame Leidenschaften verbinden. Aber es muss nicht sein. Hat dein Herzensmensch einen ganz anderen Lebensrhythmus, gilt es den zu akzeptieren und auch in Phasen größter Verliebtheit seinen eigenen Lebensrhythmus nicht zu »vergessen«. Frei nach dem Motto: Leben und leben lassen. Lieben und leben lassen. Alles in allem machen gemeinsame Morgenroutinen unglaublich viel Freude, verbinden und stärken Beziehungen. Gemeinsam in Stille auf-

»DIE SUMME UNSERES LEBENS SIND DIE STUNDEN, IN DENEN WIR LIEBTEN.«

WILHELM BUSCH

stehen kann man auf zweierlei Arten. Erstens: Man schweigt einander an. Das ist nicht unser Ziel. Zweitens: Man versteht einander ohne Worte. Die Abläufe sind harmonisch, einfach und aufeinander abgestimmt. Gemeinsam in Ruhe und ohne Stress in den Tag zu starten klingt verlockend, oder?

Vielleicht macht ihr demnächst jeden Morgen gemeinsam Yoga, vielleicht bereitet ihr zusammen ein gesundes Frühstück zu, vielleicht schreibt ihr euch kleine Nachrichten in ein gemeinsames Tagebuch. Alles geht, nichts muss. Bist du Feuer und Flamme und deine bessere Hälfte macht nur dir zuliebe mit, lasse ihn oder sie raus. Pflege deine eigene Morgenroutine in deinem Rhythmus. Wenn er/sie sieht, wie gut dir deine neuen Abläufe tun, steigt er/sie vielleicht von ganz allein mit ein – nur eben ein bisschen später. Gerade morgens muss die Motivation aus einem selbst kommen, sonst bereitet das Ganze mehr Stress als Freude. Schläft dein Herzensmensch ganz einfach gerne lang, dann ist das in Ordnung. So hast du mehr Zeit für dich! Du könntest gesundes Frühstück für zwei machen und seine/ihre Hälfte mit einer lieben Botschaft hinterlassen. Wer würde sich darüber nicht freuen und dann –zeitverzögert – auch lächelnd in den Tag starten?

DER START IN DEN TAG MIT KINDERN

Morgenroutine mit Kindern? Geht nie und nimmer!, höre ich dich sagen. Doch, geht – und tut allen gut! Gerade Routinen sind eigentlich etwas, das Kindern Struktur und Halt gibt in einer Welt, in der es so viel zu entdecken gibt. Und: Routinen und Rituale können auch für Eltern Felsen in der Brandung des Alltags sein. Wobei uns das Leben mit Kindern immer wieder Ausnahmezustände beschert und Zeiten, in denen wir flexibel sein müssen, in denen wir unsere Pläne loslassen und spontan auf die jeweilige Situation reagieren müssen. Für Kinderlose sind zehn Minuten auf der Yogamatte und zehn Minuten im Bad ein Klacks, sie stehen einfach 20 Minuten früher auf. Für Jungmamis und -papis sind zehn Minuten allein im Bad manchmal mit einem Gewinn im Lotto gleichzusetzen. Sind die Kids krank, haben schlechte Laune oder gerade die seltsamsten und verrücktesten Ideen, stecken Eltern ihre eigenen Bedürfnisse automatisch zurück. Und das ist auch gut so. Aus meiner eigenen Erfahrung mit zwei Kindern kann ich sagen: Gerade bei Morgenroutinen ist nichts in Stein gemeißelt. Dafür ist das Familienleben mit seinen Herausforderungen viel zu unstet und unkalkulierbar. Trotzdem tun klare morgendliche Abläufe der ganzen Familie gut. Der Nachwuchs weiß, wo es langgeht. Und den Erwachsenen können Routinen helfen, den Alltag zu bewältigen, sich gut zu fühlen und kraftvolle Eltern zu sein. Natürlich darf man nicht erwarten, dass an jedem Tag ein raketenhafter, perfekter Start in den Tag gelingt, aber auch kleine, regelmäßige Schritte leiten dauerhafte Veränderungen ein.

SO GELINGT DIE MORGENROUTINE MIT KINDERN

1. Versuche vor den anderen aufzustehen
Das mache ich IMMER! Bist du die oder der Erste, hast du noch ein paar Minuten für dich. Egal ob es eine Fünf-Minuten-Meditation, fünf Minuten unter der Dusche oder ein erster einsamer Tee mit Blick aus dem Fenster ist. Nimm dir ganz bewusst deine ersten Minuten, um den Tag einzuatmen, bevor der Familienwahnsinn losgeht.

2. Yoga ist für alle was
Yoga macht auch Kindern richtig viel Spaß. Rolle einfach zwei oder drei Matten aus und lasse die Kinder mitturnen. Das macht sie munter, die Tiernamen finden sie meist lustig und auch Kinder starten nach ein paar Minuten auf der Yogamatte fokussierter in ihren Tag.

3. Family-Time am Morgen
Bereitet euer gesundes Frühstück oder auch die gesunde Jause gemeinsam zu. Und nehmt euch ein paar Minuten am Tisch, um über eure Tagespläne zu reden. Was soll heute passieren? Visualisierung funktioniert auch bei Kindern.

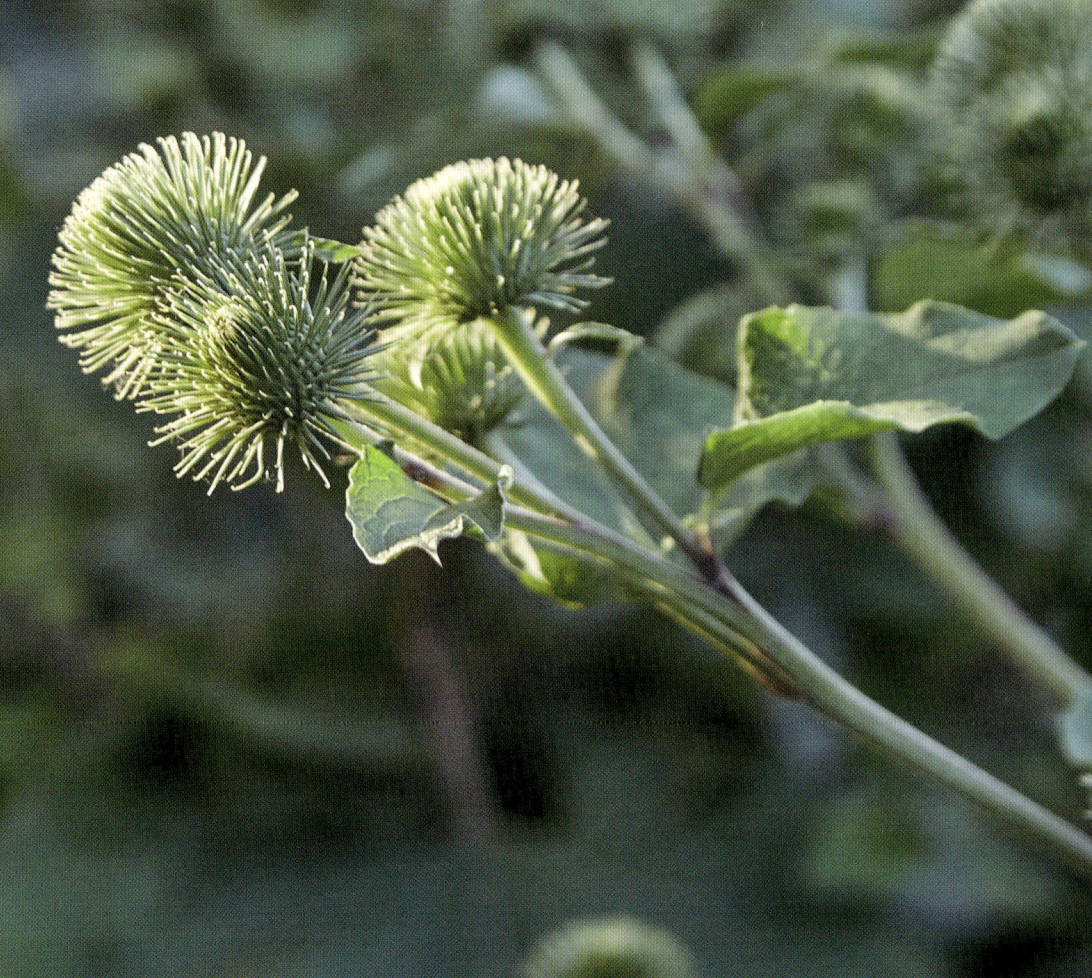

ROU

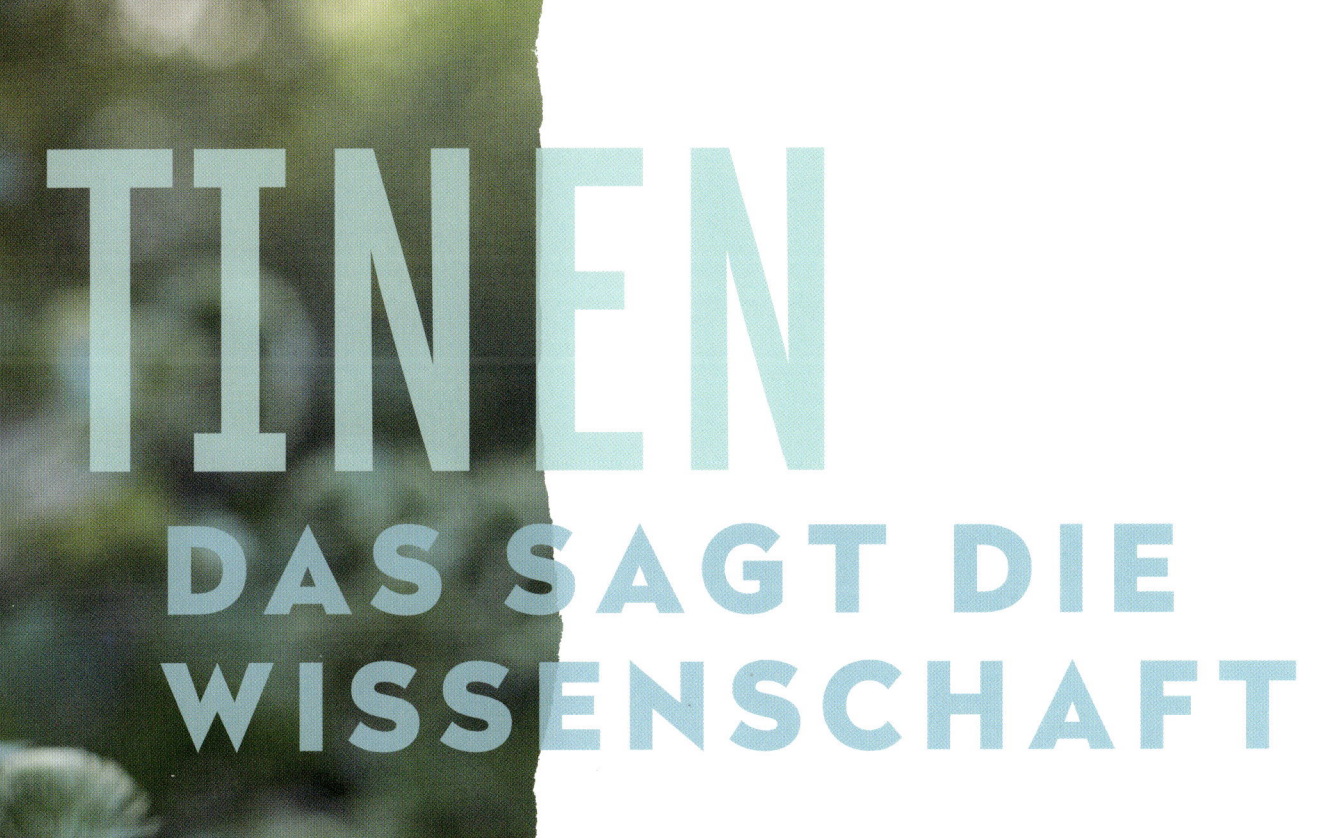

TINEN
DAS SAGT DIE WISSENSCHAFT

Unsere erprobten und automatisch ausgeführten Morgenroutinen sind entscheidend für den weiteren Verlauf des Tages. Ohne die erlernten und gespeicherten Gewohnheiten wäre unser Gehirn überfordert. Nur wie gelingt es, ungeliebte alte Routinen sein zu lassen und energiespendende neue zu etablieren?

DIE GUTE MACHT DER
GEWOHNHEIT

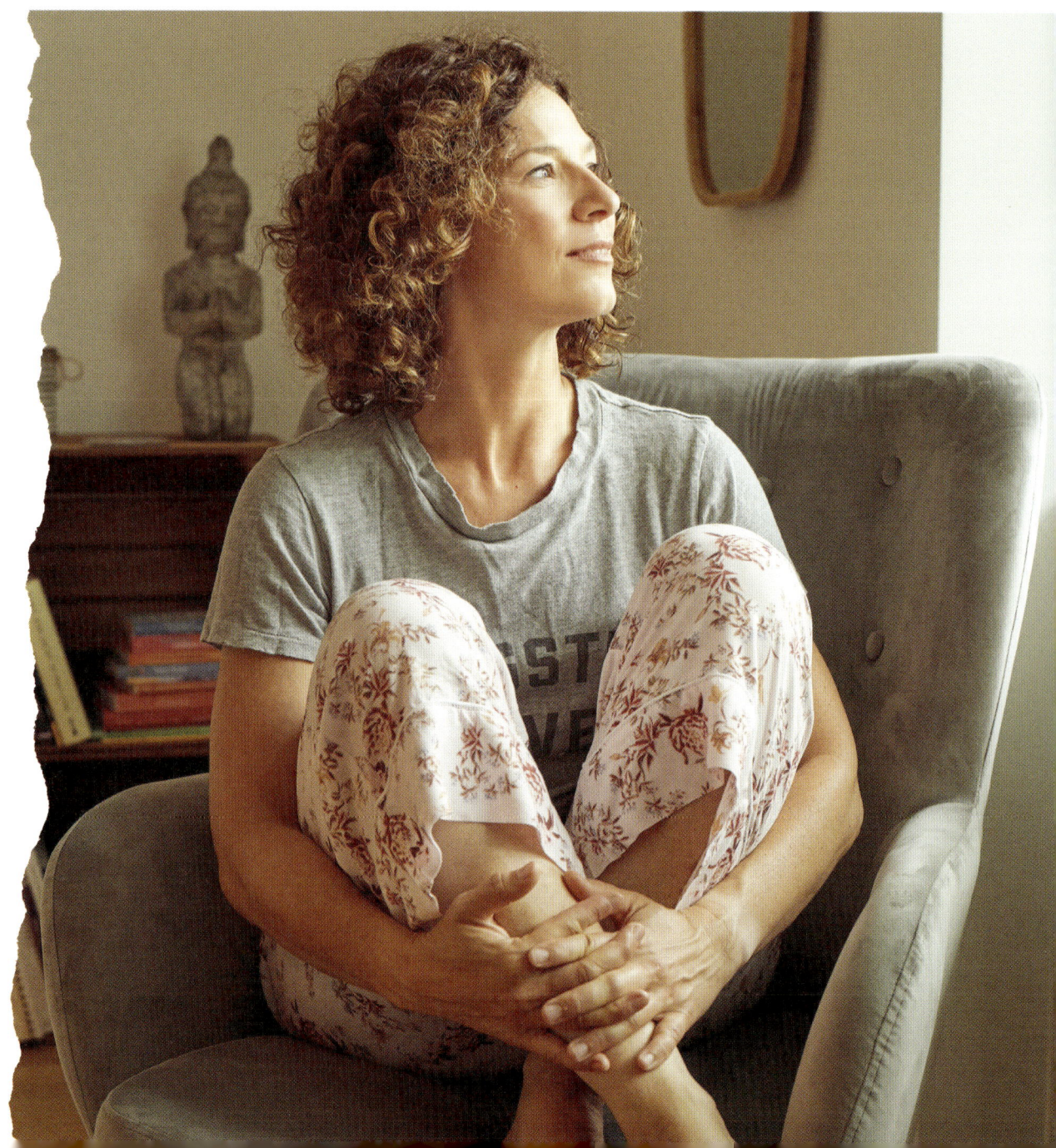

Laut Neurowissenschaft nehmen uns unsere Routinen Tag für Tag fast die Hälfte der Entscheidungen ab. Diese Automatismen laufen in evolutionsgeschichtlich alten Hirnstrukturen ab. Genau darum ist es so schwer, unliebsame alte Routinen durch neue zu ersetzen.

Mit welcher Hand schraubst du deine Zahnpastatube auf? Welche Socke ziehst du zuerst an? Trinkst du deinen Kaffee schwarz oder kommt ganz automatisch ein Schluck Milch mit in die Tasse? Was kommt zuerst im Auto – kuppeln, schalten oder bremsen? Wenn unser Gehirn all diese Denkleistungen übernehmen, all die Entscheidungen immer neu treffen müsste, wäre es ganz einfach überfordert. Wir müssen Energie sparen, die unser Hirn braucht, um in Stresssituationen schnell reagieren und Risiken einschätzen zu können. Nur so können wir die eigentlich wichtigen Aufgaben des Lebens meistern: Planen, Organisieren, Entwickeln.

In unseren ersten Lebensjahren ist unser Gehirn noch sehr formbar. Im Laufe der Zeit sind es unsere Gewohnheiten, die das Denken wie ein Bildhauer gestalten. Routinen entstehen durch Lernprozesse, und die funktionieren wie ein Spiel. Wenn ein Kind zum Beispiel zum ersten Mal einen Turm aus Bausteinen baut, braucht es dafür die volle Aufmerksamkeit. Baustein auf Baustein muss das Kind vorsichtig übereinanderstapeln, ohne dass der Turm zu wackeln beginnt. Dabei ist der vordere Gehirnteil des Kindes aktiv, der für das Bewusstsein und rationales Denken zuständig ist. Wissenschaftler bezeichnen dieses Gehirnareal als Präfrontalkortex. Wenn das Kind seinen Turm fertig gebaut hat, freut es sich und zeigt ihn stolz seinen Eltern. Die loben das Kind. Das Kind freut sich und wiederholt die Aktion. Das Bauen von Türmen funktioniert irgendwann automatisch, wird zur Routine und das Kind braucht dazu nicht mehr die volle Aufmerksamkeit. Das Turmbauen wird in tiefere Regionen des Gehirns verschoben, bis es schließlich in einem bestimmten Verband aus Nervenzellen anlangt, der für Spontaneität und Routinehandlungen zuständig ist: bei den sogenannten Basalganglien. Jetzt speichert das Gehirn das Turmbauen als automatisches Programm ab. Immer wenn das Programm aktiviert wird und das Kind die Bausteine übereinanderstapelt, befindet sich das Gehirn im Entspannungsmodus. Das Gehirn spart aber nur während des Turmbaus Energie, nicht am Anfang und Ende der Handlung. Zu Beginn der Aktion muss das Hirn erkennen, dass es das Programm aktivieren soll. Es sucht die Umgebung nach dem Auslösereiz ab. Das können zum Beispiel herumliegende Bausteine auf dem Boden sein. Am Ende prüft unser Gehirn, ob es die erwartete Belohnung bekommen hat, das Lob der Eltern.

Vor allem in den ersten zehn Lebensjahren eignen wir uns durch diesen Prozess unzählige Gewohnheiten an. Automatismen entwickeln wir aber nicht nur im Kindes- und Jugendalter. Wir gewöhnen uns in jeder Lebensphase neue Verhaltensmuster an, denn Routinen erleichtern uns das Leben. Türme bauen, Zähne putzen, wir lernen lesen und schreiben, Auto fahren und rückwärts einparken. Aber genauso, wie wir uns nützliche Routinen aneignen, automatisieren wir schlechte Gewohnheiten. Der Griff nach einer Zigarette, einer ganzen Tafel Schokolade oder einer Packung Chips. Auch diese Routinen verankern sich fest in den Basalganglien. Der Harvard-Professor Gerald Zaltman behauptet sogar, dass 95 Prozent unserer täglichen Entscheidungen unser Bewusstsein gar nicht erreichen. Wir treffen sie praktisch wie auf Autopilot. Deshalb bringt es auch nichts, Routinen und schlechten Angewohnheiten mit Appellen und Aufklärung zu Leibe zu rücken. Unsere Vorsätze können noch so logisch und einfach sein – Argumente erreichen unser gewohntes Verhalten nicht. Es entzieht sich nämlich unserem Verstand.

ALTE MUSTER DURCHBRECHEN, NEUE ETABLIEREN

Diese Routinen zu durchbrechen gelingt uns nur, wenn wir unser Handeln bewusst infrage stellen. Dafür müssen wir unsere unterbewussten Handlungen wieder in den vorderen Teil des Gehirns bugsieren – in jenen, der auch für den ersten Turm aus Bausteinen zuständig war, den Frontalkortex, der für Bewusstsein, Verstand und rationales Denken verantwortlich ist. Das Gemeine ist: So spielerisch es uns gelingt, schlechte Gewohnheiten zu verankern, so schwierig ist es, sie wieder loszulassen. Das liegt an zwei Faktoren: Die Basalganglien, in denen etwa der Griff zu Schokolade in einer stressigen Situation abgespeichert ist, sind evolutionsgeschichtlich sehr alte Teile des Gehirns. Schon die Dinosaurier hatten sie. Routine und Wiederholung waren in der Urzeit wichtig, um zu überleben. Der Frontalkortex ist viel später in der Evolutionsgeschichte dazugekommen. Nur die hochentwickelten Säugetiere wie wir Menschen besitzen ihn. Gewohnheiten sitzen also in den alten Hirnbereichen fest. Unser Verstand im neuen Hirnareal hat darauf keinen Einfluss. Der zweite Faktor: Die Prozesse in den Basalganglien laufen blitzschnell ab. Die Vorgänge für bewusstes Handeln im Frontalkortex brauchen mehr Zeit. Bis unser Bewusstsein einsetzt, haben wir die Schokolade längst aufgegessen.

Das heißt also, es braucht Konsequenz und Disziplin, sich negative Gewohnheiten abzutrainieren. Die positive Nachricht: Schafft man es, neue Routinen, etwa eine neue Morgenroutine, zu automatisieren, kann man mühelos dranbleiben. Diesen Umstand kannst du dir in Zukunft zunutze machen. Aber zuerst gilt es, deine Morgenroutine zu finden und zu manifestieren. Du musst dich zwischen zwei Möglichkeiten entscheiden.

> Die positive Nachricht: Schafft man es, neue Routinen zu etablieren, kann man mühelos dranbleiben. Das gilt auch für die Morgenroutine.

MÖGLICHKEIT 1: NEUE WEGE GEHEN

In der Geschichte mit den Bauklötzen gibt es einen vierteiligen Kreislauf der Gewohnheiten: Es gibt einen Auslöser, die Handlung, die Belohnung und am Ende steht die Routine. Sehr oft versuchen wir, schlechte Gewohnheiten einfach zu streichen. Stichwort: Neujahrsvorsatz. »Ich höre auf zu rauchen.« »Ich esse keine Süßigkeiten mehr.« »Ich liege nicht mehr faul auf der Couch, sondern mache jeden Abend Sport.« Meist wissen wir ganz genau, was uns nicht guttut. Die Schwierigkeit ist, den Kreislauf der Gewohnheiten zu durchbrechen und Neues zu etablieren. Wenn du es schaffst, deine Routinen aktiv und selbst zu steuern, ist das ein Schlüssel, um dir eine Zukunft nach deinen Idealen und Vorstellungen zu erschaffen. Um neue Wege zu gehen, musst du ganz am Beginn deiner Gewohnheiten ansetzen: beim Auslöser. Du stehst am Start. Ein bestimmtes Ereignis löst ganz automatisch eine bestimmte Handlung aus, um eine Belohnung zu bekommen. Ohne lang darüber nachzudenken, machst du es einfach.

Das ist der Punkt, an dem du ansetzen kannst. Was ist deine Gewohnheit und was ist der Auslöser? Wie kannst du diesen Trigger in dein Bewusstsein holen und wie eine andere Routine damit verknüpfen? Ein Beispiel: Du greifst morgens als Erstes zum Smartphone. Auslöser bzw. Trigger können sein:

- **Tages- und Uhrzeit**
- **Orte**
- **Personen (Anwesenheit)**
- **Handlungen (Verhaltensweisen)**
- **Emotionen (Stimmungslage)**

Das klingt jetzt vielleicht etwas abstrakt. Ich geben dir zum besseren Verständnis ein Beispiel: Das Handy liegt neben dem Bett, denn dein Wecker ist das Smartphone. Es läutet. Du greifst zum Handy, um es abzuschalten. Wenn du es schon in der Hand hast, schnell noch WhatsApp checken. Hat sich auf Instagram was getan? Oh, da ist eine E-Mail. Du antwortetest gleich? Was hat sich eigentlich auf der Welt getan? Die wichtigsten Nachrichtenseiten checken dauert eh nur ganz kurz. Und schon ist die erste halbe Stunde des Tages vorbei. Du bist noch gar nicht richtig munter, hast dich aber vielleicht schon über eine Nachricht geärgert, machst dir Sorgen, weil die Nachrichtenlage mal wieder beunruhigend ist, oder beginnst dich mit anderen zu vergleichen. Wieso war XY um diese Zeit schon laufen, und ist so eine angeberische Story auf Instagram echt notwendig? Was, wenn dich ein altmodischer Radiowecker statt deines Handys weckt oder, wie mich, eine Smartwatch? Die vibriert lautlos. Liegt das Handy nicht neben dem Bett, ist der Auslöser entfernt, die Handlung »Nachrichten und News checken« entfällt. Andere Trigger für bestimmte Verhaltensweisen könnten Orte sein. Du fährst auf dem Weg in die Arbeit an der Tankstelle vorbei. Du musst noch tanken. Wenn du schon da bist, kannst du auch schnell eine Packung Zigaretten mitnehmen. Neben der Bushaltestelle ist diese Bäckerei, da gibt es diese köstlichen süßen Croissants. Was wenn du mit dem Fahrrad zur Arbeit fährst? Keine Verlockung an der Tankstelle, kein verlockender Duft aus der Bäckerei. Der Auslöser fällt weg, genauso wie die automatisierte Handlung.

Aber nicht nur Zeitpunkte und Orte können Auslöser für schlechte Gewohnheiten sein, auch Personen. Nach der Arbeit noch schnell ge-

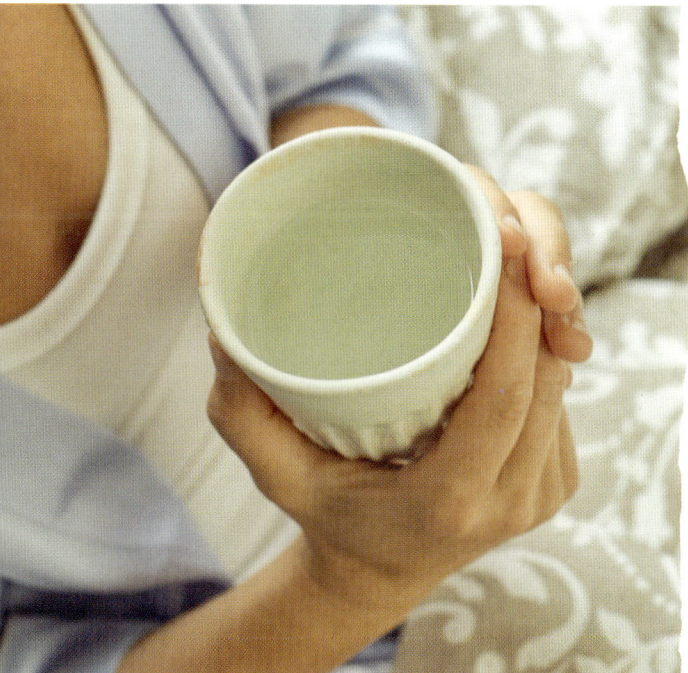

Etwa sechs Wochen dauert es, eine neue Gewohnheit zur Routine werden zu lassen. Lass uns das gemeinsam schaffen!

meinsam etwas trinken gehen statt ins Fitnessstudio. Gemeinsame Rauchpausen, weil der Chef nervt. Die Kinder frühstücken am liebsten Zuckerbomben wie Cerealien mit Milch. Warum extra etwas anderes machen? Diese Auslöser könntest du durch Personen aus deinem Umfeld ersetzen, die dir als Inspiration dienen. Da gibt es diese Kollegin, die fährt morgens mit dem Rad und wohnt eigentlich am Weg. Warum nicht gemeinsam in die Arbeit fahren? Würden die Kinder nicht genauso gern frisches Obst wie Erdbeeren, Birnen und Äpfel frühstücken? Warum frühstückst du mit ihnen und nicht sie mit dir? Du bist das Vorbild. Dich spiegeln sie.

Die einfachste Möglichkeit, sich neue Gewohnheiten anzueignen, ist es, sich mit Personen zu umgeben, die diese Gewohnheiten schon leben. Suche dir eine Freundin oder einen Freund, die oder der morgens mit dir in eine Yogastunde geht. Es gibt wenig Motivierenderes als eine Gleichgesinnte oder einen Gleichgesinnten – gerade wenn es mal nicht läuft, wenn man morgens noch müde oder gestresst ist. »Positives Denken kann ansteckend sein«, hat Arnold Schwarzenegger einmal gesagt, und der hat wohl eine gewisse Trainingserfahrung.

»Positives Denken kann ansteckend sein«, hat Arnold Schwarzenegger einmal gesagt, und der hat wohl eine gewisse Trainingserfahrung.

Es gibt eine Studie des University College in London, die besagt, dass Sport zu zweit am besten klappt, wenn man gemeinsam etwas Neues beginnt oder ungefähr auf demselben Level unterwegs ist. Ansonsten verliert einer der Trainingspartner früher oder später die Lust.

Damit sind wir auch schon beim letzten Auslöser: Emotionen. Auch Emotionen können Handlungen auslösen. Du verlierst dich noch im Bett, bevor du richtig munter wirst, in Social-Media-Plattformen. Der Grund: Du fühlst dich einsam. Da ist niemand, mit dem du deinen Morgen teilst. Auch dagegen kann man etwas tun. Sobald du die Emotion erkennst, bewusst wahrnimmst und zuordnen kannst, gibt es Alternativen, wie eine einfache Atemübung, eine Mini-Meditation oder fünf Minuten Yoga, die dich zur Ruhe kommen lassen und dir helfen, positiv in den Tag zu starten.

MÖGLICHKEIT 2: GEWOHNTE ROUTINEN ERWEITERN

Du kannst dir also neue Routinen angewöhnen oder du erweiterst bestehende – heißt: Du verknüpfst die Auslöser nicht mit neuen Handlungen, sondern baust in deine Morgenroutinen neue Handlungen ein. Ein Bespiel: Bis jetzt hat der Wecker geläutet, du bist aufgestanden, hast dir die Zähne geputzt, geduscht, dich angezogen und dann gefrühstückt. Dein neuer Ablauf könnte so aussehen: Der Wecker läutet. Du stehst auf. Du putzt dir die Zähne. Du machst fünf Minuten Yoga. Du duschst. Du ziehst dich an. Du frühstückst. Fünf Minuten! Das ist machbar, oder? Das Zähneputzen wird zum neuen Auslöser für Yoga und aus den fünf Minuten vielleicht bald zehn oder zwanzig.

WIE LANG MUSST DU DURCHHALTEN?

Das ist ein entscheidender Punkt. Du hast vielleicht jetzt schon eine erste Idee, wie deine neue Morgenroutine aussehen soll. Die Frage ist nur, wie lang es dauert, bis sich diese Routine verankert hat, bis du ein Verhalten automatisiert hast, sodass es ohne bewusste Anstrengung und ohne Mühe in deinem neuen Morgen Platz findet. Routinen entstehen ja nicht aus einzelnen Handlungen, sondern aus Wiederholungen. Erst wenn du eine gewisse Sache immer wieder genauso machst, geht sie in Fleisch und Blut über. Du ziehst dir ganz automatisch die rechte vor der linken Socke an. Du nimmst die Zahnbürste und gibst Zahnpasta drauf. Du steigst ins Auto und schnallst dich an.

Über die Zeit, die es benötigt, bis aktive Handlungen zu unterbewussten Routinen werden, gibt es unzählige Studien. Die meisten gehen auf Maxwell Maltz in den 1950er-Jahren zurück. Er war plastischer Chirurg, hat verschiedenste Operationen durchgeführt und ein interessantes Muster festgehalten: Egal ob er jemandem ein Bein entfernt oder eine neue Nase verpasst hat, es hat im Schnitt mindestens 21 Tage gedauert, bis sich der Patient an die neue Situation gewöhnt hat. 1960 hat er diese Theorie und andere seiner Ideen im Bereich der Verhaltensforschung kombiniert und ein Buch geschrieben, »Psycho-Cybernetics«. Das Buch wurde zum Bestseller und hat sich mehr als 30 Millionen Mal verkauft.

Routinen zu durchbrechen gelingt uns nur, wenn wir unser Handeln bewusst infrage stellen.

In den kommenden Jahren haben sich die meisten der erfolgreichen Persönlichkeitstrainer seiner Theorie bedient und sie verändert. Wie beim Stille-Post-Spiel wurde aus der ursprünglichen Idee: »Es braucht mindestens 21 Tage, um eine Gewohnheit zu ändern«, die Variante: »Es braucht genau 21 Tage, um eine Gewohnheit zu ändern.« Und so hat sich in der Gesellschaft der Mythos verbreitet, dass es 21 Tage braucht, um eine Gewohnheit zu ändern.

Das sich diese Theorie durchgesetzt hat, hat drei Gründe. Sie ist einfach zu verstehen, und 21 Tage, also drei Wochen, sind ein Zeitraum, der gut überschaubar ist. Und das Ganze klingt plausibel. Mittlerweile gibt es viele neue Studien, die einen Zeitraum von 21 Tagen für zu kurz halten. Noch dazu tickt jeder Mensch anders. Für den einen reichen drei, ein anderer braucht zwölf Wochen, bis er es schafft, eine gewohnte Routine zu verändern oder zu erweitern. Im Durchschnitt sind es aber sechs Wochen, in den es uns möglich ist, unser Gehirn neu zu programmieren. Dabei sind aber Disziplin und konsequentes Handeln gefordert. Wenn du auch nur einen Tag nicht dranbleibst, reduziert sich die Chance auf einen Langzeiterfolg um fünf Prozent. Schon bei zwei Tagen sind es 40 Prozent. Wenn eine Unterbrechung wirklich notwendig ist, zum Beispiel, weil du krank bist, trage dir einen Restart-Termin in den Kalender ein und beginne die sechs Wochen von Neuem. Generell gilt: Entfällt deine neue Morgenroutine an einem Tag, hat sie am nächsten Tag oberste Priorität. So bleibst du dabei.

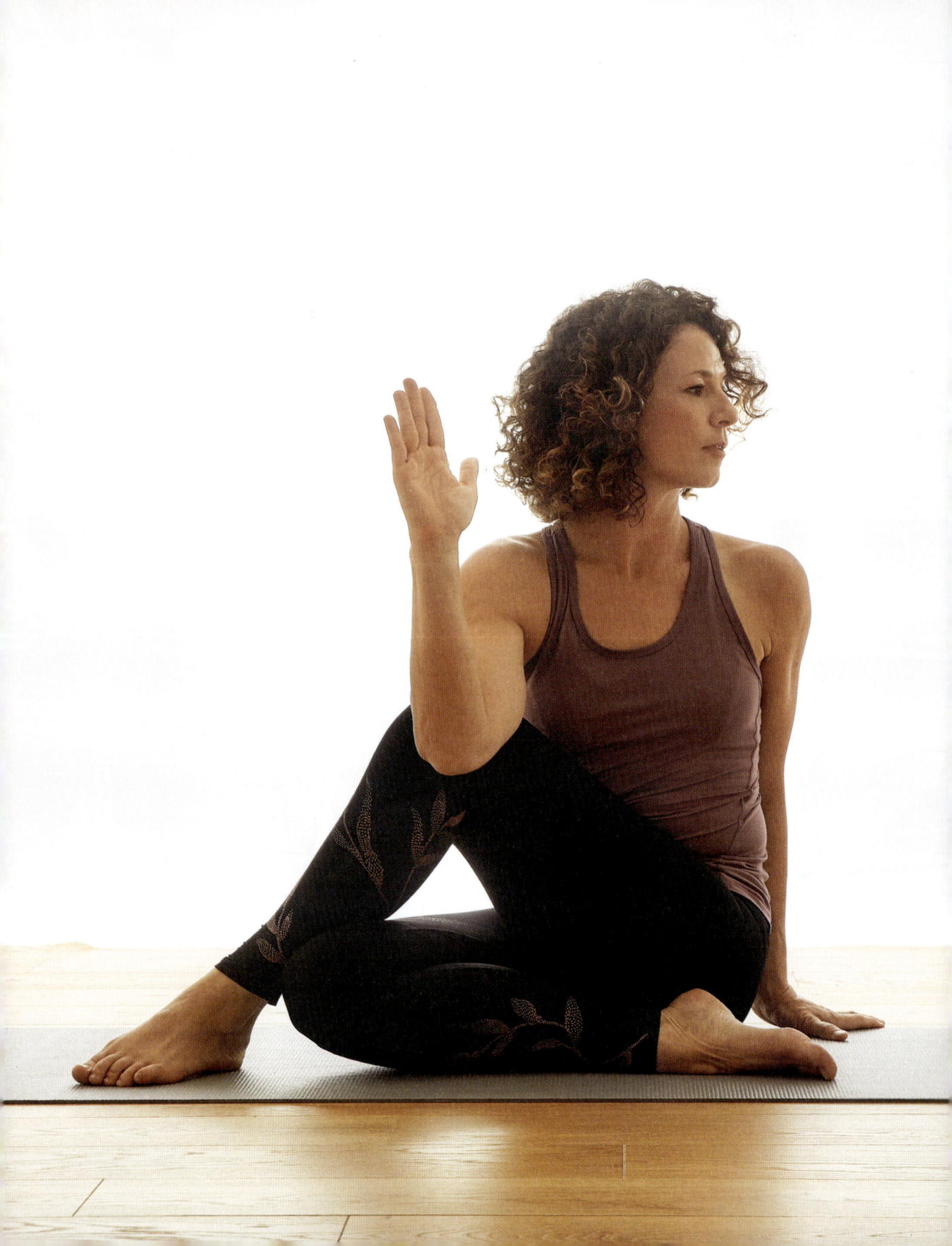

DER SECHS-
WOCHEN-
-PLAN

Hast du Lust bekommen, deinen Morgen neu zu gestalten? Perfekt! Hier kommt dein Plan mit Anregungen und Ideen für die nächsten sechs Wochen. Lass uns gemeinsam loslegen!

DEIN NEUER
YOGA-MORGEN

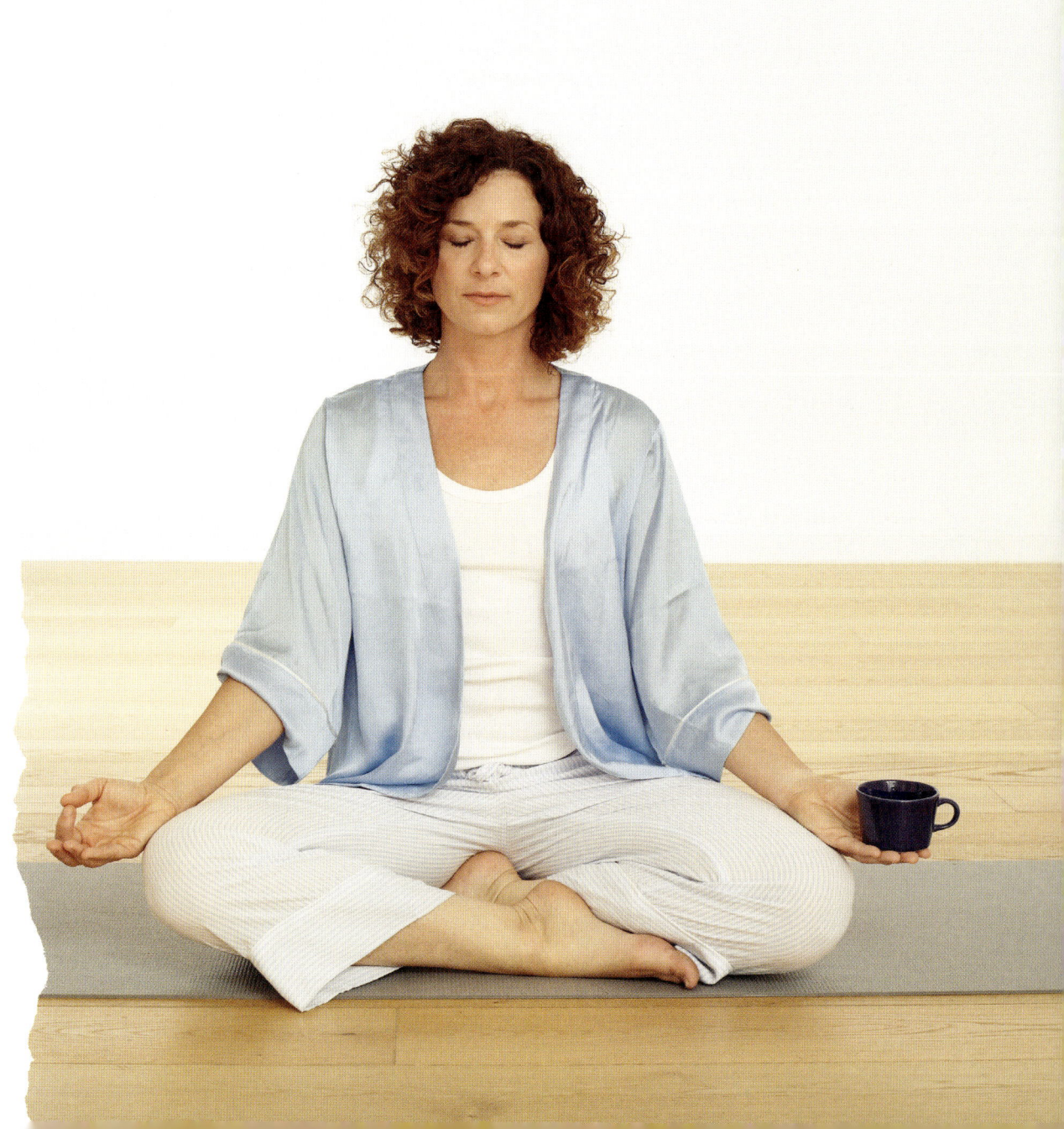

Wie kannst du es schaffen, den ersten Schritt aus deiner Komfortzone zu machen und dich am Morgen in einem neuen Rhythmus zu verankern? Das Wichtigste ist: Nimm dir sechs Wochen Zeit!

Wie sieht dein Morgen momentan aus? Alles, was du bisher gemacht hast, hat bestimmt seine Berechtigung, ist erprobt und gewohnt. Aber du hast bis hierher gelesen – und ich freue mich sehr, dass du noch dabei bist. Ein »neuer Morgen« bringt dir vielleicht auch einen ersten Schritt in ein »neues Leben«, so wie es bei mir war. In eines, das sich weniger daran orientiert, nur keine Fehler zu machen, nur nicht unangenehm aufzufallen. Eines, in dem du fest verwurzelt bist, aber auch ungebunden und frei. Eines in dem du wertschätzen kannst, wer du bist und was du tust. Kurzum: Eines, in dem du dich rundum wohlfühlst.

VERÄNDERUNG FÜR DICH UND DEIN UMFELD

Indem du versuchst, dein Leben in Balance zu führen, veränderst du auch dein Umfeld: Wenn Seele und Bewusstsein, Bewusstsein und Atem, Atem und Körper harmonieren und du ganz in deiner Mitte bist, wirkt sich diese positive Energie auch auf alle Menschen und Lebewesen rund um dich aus. Diese Prozesse der Vereinigung mit dir selbst, deinem Umfeld und auch der Erde – das ist Yoga. Diese Prozesse verlaufen nicht linear, sie können sich immer wieder verändern. Man kann fast sagen: Das Einzige, was gleich bleibt, sind die Veränderungen. Deine Gesundheit, deine Beziehungen, dein berufliches Umfeld, alles ist in ständigem Wandel. Du wirst Leidenschaft erleben, Fehler machen, lachen, weinen, du wirst mit Verlusten konfrontiert werden und neue Entdeckungen machen. Ein achtsames Leben zu führen ist nicht einfach. Es erfordert Aufmerksamkeit, positive Energie, Geschick und Konsequenz. Beginne da, wo du jetzt gerade stehst. Und dann mache den ersten Schritt. Dann noch einen. Und noch einen. Und wenn du mal einen Schritt zurückgehst, ist das auch in Ordnung. Morgen machst du zwei nach vorne.

Lasse uns langsam, Schritt für Schritt, beginnen. Der folgende Wochenplan soll dich nicht unter Druck setzen, dich nicht stressen, sondern vielmehr Anregungen geben, wie du in sechs Wochen, einem Zeitraum, in dem sich Routinen festigen, deinen Morgen umstellen kannst, um mit mehr Energie und Freude in deinen Tag zu starten.

Vielleicht möchtest du das Ganze ja als Abenteuer sehen, nach dem du dich wunderbar fühlen wirst. Und wenn du deine Morgenroutine dann lebst und liebst, mache einfach weiter. Sie soll dein Fundament sein, dein Ausgangspunkt, von dem du jeden Morgen losstartest – vollgepackt mit positiver Energie.

ES GEHT NICHT DARUM, PERFEKTION ZU ERREICHEN

Wir alle sind nicht perfekt – und das ist gut so. Ich bin mir fast sicher, dass es während dieser sechs Wochen den einen oder anderen Morgen geben wird, an dem du mal keine Lust hast und genervt bist. Lasse einen Tag aus, aber mache am nächsten Tag weiter. Sobald sich erste positive Veränderungen einstellen, werden Tage, an denen dir die Lust für deine Morgenroutine fehlt, ausbleiben.
Ich habe dir für jede Woche Vorschläge zusammengestellt, mit denen du deine neue Morgenroutine sukzessive in dein Leben integrieren kannst: eine Inspiration, einen Fokuspunkt, eine Affirmation, eine Me-

»WENN DER WIND DES WANDELS WEHT, BAUEN DIE EINEN SCHUTZMAUERN, DIE ANDEREN BAUEN WINDMÜHLEN.«

CHINESISCHES SPRICHWORT

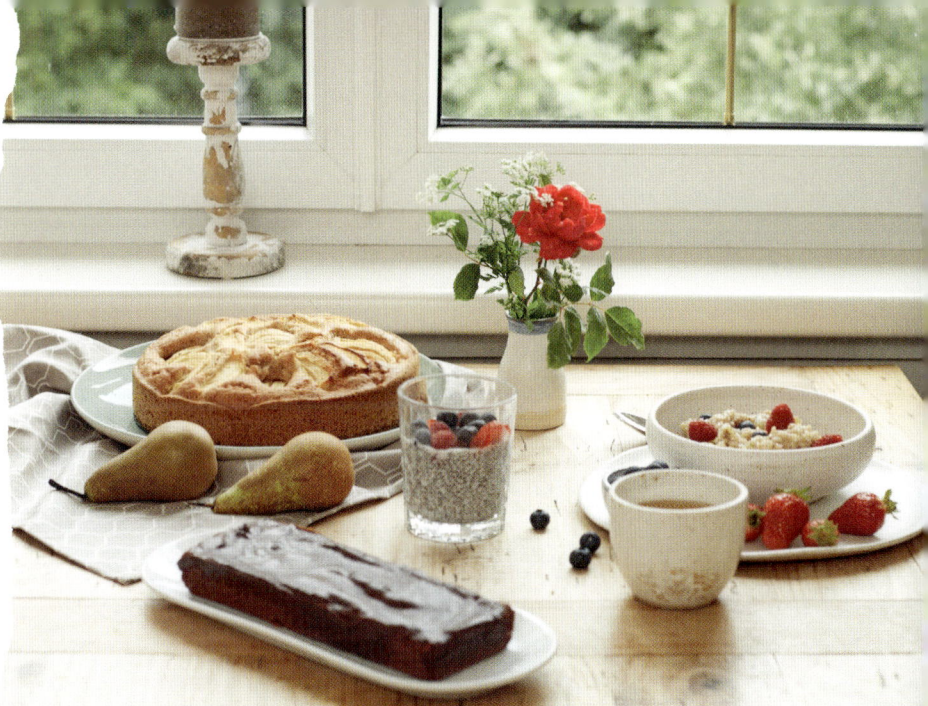

Ein gesundes Früh-
stück bringt Schwung
und schmeckt allen.

ditation, einen kleinen Yoga-Flow und sogar eine Frühstücksidee. Natürlich kannst du jeden einzelnen Punkt auch durch andere Bausteine
ersetzen.

Wähle aus allem, was ich dir für deinen Weg mitgebe, aus, was zu
deinem Morgen passt, und registriere, was passiert. Es geht nämlich
nicht nur darum, morgens Yoga zu praktizieren oder zu meditieren,
sondern auch darum, deine Seele anzurühren. Wir wollen gemeinsam
versuchen, Ängste kleinzukriegen und Träume zu verwirklichen. Ver-
giss bitte nie: Ziel ist nicht die Perfektion, sondern ein friedliches Gefühl in deinem Herzen.

HALTE DEINE SCHRITTE FEST

Ich möchte dich einladen, in diesen sechs Wochen Tagebuch über
deine Morgenroutine zu führen. Schreib auf, was du dir vorgenommen
hast, und notiere deine Fortschritte. Eines ist mir wichtig: Es geht nicht
um Entbehrungen oder um Zwang. Das, was du machst, sollst du mit
Freude und Liebe machen. Wenn du zusätzliche Hilfe und Unterstützung brauchst, dann findest du auf www.yogamotion.at meinen Blog
mit vielen Gedanken und Ideen.

Fangen wir an!

WOCHE 1:

AUF DIE MATTE, FERTIG – NAMASTÉ!

Du hast also entschieden, deine Morgenroutine neu zu gestalten. Super! Gerade in der ersten Woche ist die Motivation meist noch groß. Nutze den Schwung und stürze dich in dein neues Projekt.

VORABEND-INSPIRATION

Vielleicht möchtest du dir am Wochenende oder Abend vor deiner ersten Woche Zeit für ein Vision Board nehmen. Je klarer das Bild von deiner Zukunft vor deinem inneren Auge ist, desto besser siehst du deinen Weg. Hole dir ein Blatt weißes Papier und schreibe deine Vision auf. Teile das Blatt in zwei Hälften. In die obere schreibst du deine langfristigen Ziele. Die untere teilst du in drei Spalten. Was ist dein Tagesziel, was dein Wochenziel, was dein Ziel nach diesen sechs Wochen? Und dann klebe den Zettel an eine Stelle, die du immer gut sehen kannst, zum Beispiel an den Kühlschrank. So hast du jeden Tag im Auge, was du erreichen möchtest.

HEUTE FRÜH GEHT'S LOS!

Das Wichtigste vorneweg: Stell deinen Wecker weit weg von deinem Bett auf und die Weckzeit 20 Minuten früher als üblich ein. Plane fünf Minuten für Meditation ein, fünf Minuten für Yoga, fünf Minuten mehr für das Frühstück und fünf Minuten zum Durchatmen und dafür, dir vielleicht etwas aufzuschreiben. Glaub mir, ich weiß: Ob man um halb sieben oder um zehn nach sechs aufsteht, macht einen Riesen-Unterschied. Aber es ist der Mühe wert. Vertraue mir!

Deine große Aufgabe in dieser Woche ist es, deine Komfortzone zu verlassen und dich auf die Suche nach deiner neuen Morgenroutine zu machen. Sei sanft zu dir, dein Ziel ist es nicht »zu gewinnen«, sondern einen neuen Wohlfühlmorgen zu entdecken, der dir leicht fällt. Lasse dich darauf ein, um dich besser zu fühlen und deine dir selbst auferlegten Grenzen nach und nach auszudehnen.

IM FOKUS: DAS POSITIVE

In dieser Woche lade ich dich dazu ein, dich auf das Positive zu konzentrieren statt auf das Negative. Statt zu denken: »Ich habe bis jetzt viel falsch gemacht«, möchte ich, dass du darüber nachdenkst, was du richtig machst.

AFFIRMATION

Ich bin zuversichtlich, widerstands-fähig und habe das Sagen. Ich be-stimme, wie mein Morgen aussehen soll. Gesundheit und Glück nehme ich dankbar an.

MEDITATION: SCHÖNHEIT FINDEN

Nimm dir ab sofort jeden Morgen fünf Mi-nuten Zeit, um zu meditieren oder einfach ruhig auf deiner Matte zu sitzen und zu at-men. Lasse deine Gedanken fließen, ohne daran festzuhalten. Stell dir vor, du beob-achtest dich selbst und siehst dir zu, wie du mit jedem Atemzug ruhiger wirst. Vielleicht möchtest du auch dieser Meditation folgen:

Lasse deinen Blick umherschweifen. Ent-deckst du etwas Schönes? Wie fällt das Licht in den Raum? Welche Pflanze oder Blume steht in deiner Nähe? Betrachte ein schönes Möbelstück oder die Wolken am Himmel.
Fixiere einen schönen Gegenstand und hal-te kurz inne.
Atme ruhig und tief durch. Sei ganz bei dem, was du schön findest.
Spüre diesem Empfinden nach, so als ob du deine Lieblingsmusik hören würdest.
Kehre zurück und konzentriere dich auf den Ort, an dem du dich gerade befindest. Fühlst du eine entspannende Wirkung? Spüre tief in deinen Körper hinein.

Vermutlich stellst du fest, dass die kurze Meditation zu deiner Entspannung bei-trägt und deine Gedanken zur Ruhe kom-men lässt. In diesen wenigen Minuten lernst du, deine Gedanken auf etwas Schönes zu richten, um deine Gefühle zu steuern. Eine alltagstaugliche Übung, die du jederzeit an jedem Ort wiederholen kannst. Stress ist unvermeidlich, auch wenn uns oft suggeriert wird: »Alles selbst gemacht.« Manche Tage sind einfach anstrengend und Unvorherge-sehenes kickt uns aus unserem Rhythmus. Mit dieser kleinen Übung kannst du ihn im-mer wiederfinden.

YOGA: SONNENGRÜSSE FÜR DEN TAG

Ich schlage dir vor, gleich in der ersten Wo-che jeden Morgen mit vier Sonnengrüßen zu beginnen. Gerade in den ersten Tagen ist es hart, das kuschelige Bett früher als gewohnt zu verlassen. Du musst dich vielleicht richtig überwinden. Die zum Boykott aufrufende Stimme im Kopf wird mit den Wochen im-mer leiser und leiser werden. Irgendwann stehst du einfach so auf, wenn der Wecker klingelt, ohne auch nur einen Gedanken daran zu verschwenden, dass du Yoga ge-nauso gut ausfallen lassen könntest. Am besten, du rollst deine Matte schon am Vor-abend aus und überlegst dir ganz genau, was du machen möchtest. Und dann: Lege einfach los!

Der Sonnengruß ist ein idealer Start in den Tag, denn die Abfolge ist leicht zu erlernen und auszuführen, kräftigt, dehnt und streckt deinen gesamten Körper und regt deinen Stoffwechsel an. Durch die Konzentration auf Bewegung und Atmung bist du ganz fokussiert. Der Sonnengruß gibt dir neue Energie, weil Blockaden auch auf energetischer Ebene gelöst werden können. Jeden Morgen ausgeführt, trägt er zu einer harmonischen Körper-Geist-Seele Verbindung bei. Das wiederum stärkt deine Körper-Intuition und hat eine heilende Wirkung auf dein Nervensystem. Du erkennst immer besser, was gut für dich ist.

GUT FRÜHSTÜCKEN

Trinke gleich nach dem Aufstehen ein großes Glas lauwarmes Wasser mit Zitrone und suche dir ein Lieblings-Frühstücksrezept aus. Wie wäre es in der ersten Woche mit einem Smoothie nach deinem Geschmack?

Smoothies sind leicht zu mixen und machen angenehm satt. Wichtig: Smoothies immer langsam trinken, eventuell auch kauen, so sind sie noch bekömmlicher.

EIN KLEINER ZUSATZTIPP

Bringe deinen Körper in Schwung. Du könntest diese Woche mit dem Rad in die Arbeit fahren oder zu Fuß gehen. Sieh das Ganze nicht als deinen Arbeitsweg, sondern als kleinen Ausflug, morgendliche Ausfahrt oder kleinen Spaziergang. Dadurch aktivierst du gleich in der Früh deinen Kreislauf und fühlst dich energiegeladener. Darüber hinaus hast du gleich am Morgen ein kleines Erfolgserlebnis und sorgst somit für ein positives Mindset. Deine Gesundheit wird sich freuen, in physischer wie in psychischer Hinsicht.

»ICH HABE ENTSCHIEDEN, GLÜCKLICH ZU SEIN, WEIL ES MEINER GESUNDHEIT BEKOMMT.«

VOLTAIRE

WOCHE 2:

DEN MORGEN-FLOW ETABLIEREN

Gratulation! Du hast die erste Woche geschafft. Jetzt heißt es dranbleiben und nachschärfen. Was hat in der ersten Woche gut geklappt, was weniger? Welche Routinen möchtest du behalten, welche verändern, welche austauschen? Hast du dich an deine neue Aufstehzeit gewöhnt? Nimm deine neue Energie mit in die zweite Woche!

VORABEND-INSPIRATION

Visualisiere die kommende Woche! Was soll passieren? Wie willst du dich nach dieser Woche fühlen? Deine Gedanken erschaffen deine Realität. Schließe deine Augen und stelle dir nicht nur die Handlungen und Ergebnisse, sondern auch alle Emotionen, die du damit verbindest, so bildhaft wie möglich vor. Je detaillierter deine Vision ist, umso besser. Und dann öffne deine Augen und gestalte deinen Morgen und deine Woche so, wie du es dir eben vorgestellt hast.

QUALITÄT STATT QUANTITÄT

Letzte Woche hast du deine bisherigen Routinen überdacht und dich auf die Suche nach deinem neuen Morgen gemacht. Wenn du schon beim Sondieren und Aussortieren bist: Vielleicht verabschiedest du dich nicht nur von einigen Gewohnheiten am Morgen, sondern sortierst in der Küche gleich alle Lebensmittel aus, mit denen du bisher dein schnelles und vielleicht nicht ganz so wohltuendes Frühstück zubereitet hast?

IM FOKUS: LOSLASSEN

Und weiter geht es dann im Kleiderschrank. Was ziehst du wirklich an, was liegt und hängt seit Monaten und Jahren einfach nur rum? Weg damit. Und wie kannst du deinen Kleiderschrank sortieren, sodass du morgens schnell alles findest? Ausmisten, Entrümpeln und Aufräumen befreien genauso wie das Identifizieren von Energieräubern. Mache Platz für deine neue Morgenroutine, für dein neues, erfülltes Leben.

AFFIRMATION

Jeder Schritt ist ein Sieg. Jeder Sturz eine Lektion. Ich lasse los, was ich nicht brauche und erfreue mich an dem, was ich habe.

»NICHT DIE GLÜCKLICHEN SIND DANKBAR. ES SIND DIE DANKBAREN, DIE GLÜCKLICH SIND.«

FRANCIS BACON

MEDITATION: ACHTSAMKEIT TRAINIEREN

Bei deiner Meditation geht es darum, ganz im Hier und Jetzt und vollkommen bei dir zu sein.

Setze dich bequem hin und atme ein paar Mal tief durch.
Deine Aufmerksamkeit richtet sich auf deinen Körper.
Spüre, wie Herz, Bauch und Hirn miteinander verbunden sind.
Richte deine Aufmerksamkeit auf deinen Bauch. Versuche bewusst, die verspannten Muskeln zu lockern.
Du atmest tief in den Bauch. Dabei hebt und senkt sich die Bauchdecke.

Mit jedem weiteren Atemzug spürst du, wie sich dein Bauch mehr und mehr entspannt. Achte auch auf das Gefühl im Herzen.

Mit dieser Übung, die du in einer superkurzen Version durchführen kannst, erfährt nicht nur dein Bauch wohlige Entspannung, auch in dein Herz strömen liebevolle Gefühle. Manchmal machen uns Herausforderungen und Prüfungen, die uns im Laufe eines Tages bevorstehen, unsicher, vielleicht ängstigen sie uns auch. Diese kleine Meditation kann dir schnell helfen, dich auf das Wesentliche zu fokussieren, und sie gibt dir Kraft, positiv in den Tag zu blicken.

YOGA: KATZE – KUH FÜR MEHR ENERGIE

Warum verspürt man eigentlich morgens so einen großen Drang danach, sich erst mal ordentlich zu strecken? Im Schlaf bewegst du dich viel weniger als während deiner Wachzeit. Deine Muskeln, Bänder und Faszien befinden sich dadurch im Ruhemodus. Durch das Dehnen und Strecken deiner Glieder weckst du sie auf und förderst deine Durchblutung.

Letzte Woche hast du Sonnengrüße am Morgen für dich entdeckt, behalte sie bei und erweitere deine Yoga-Routine um Katze – Kuh. Das Wechselspiel zwischen Rundrücken und Rückbeuge macht die Wirbelsäule flexibel, mobilisiert deine Rückenmuskulatur und hilft beim Lösen von Verspannungen. Gerade morgens tut diese Übungsabfolge ganz besonders gut und bereitet dich auf den Tag vor.

MAGEN UND MILZ STÄRKEN

Trinkst du noch dein lauwarmes Zitronenwasser? Sehr gut. In dieser Woche könntest du warm frühstücken, vielleicht meinen Buchweizen-Apfel-Porridge (Seite 106) kosten oder den Frühstücksauflauf von Seite 107 mit selbstgemachtem Granola (Seite 108). Warm zu frühstücken hat viel für sich: Laut TCM baut ein warmes, gekochtes Frühstück Qi (Lebensenergie) auf. Wenn zum Beispiel warmer Porridge im Magen ankommt, hat dieser nicht mehr viel Arbeit: Das Essen ist ja schon gekocht und deinem Körper bleibt genügend Energie, um sich den Mini-Reparaturprozessen im restlichen Körper zu widmen. Die Milz wird es dir danken: Die Chinesen vergleichen das Organ auch mit einer Köchin, die sich freut, wenn das Essen schon fertig ist und sie für den Rest des »Haushalts« ausreichend Zeit hat. Blähungen, Durchfall und Bauchschmerzen bleiben aus, weil gekochtes Essen leichter verdaulich ist. Auch Heißhunger auf Süßes wird abnehmen, denn er zeigt nach TCM einen »Milz-Qi-Mangel« an. Und noch etwas Positives: Ein warmes Frühstück stärkt mit der Milz auch die Lunge, und die ist mitverantwortlich für ein gesundes Immunsystem.

EIN KLEINER ZUSATZTIPP

Durchflute dein Zimmer mit Licht. Tageslicht weckt dich nicht nur auf, es fördert auch die Produktion des Glückshormons Serotonin. Außerdem wird durch Licht das Schlafhormon Melatonin abgebaut, das bei Dunkelheit produziert wird. Öffne deshalb direkt nach dem Aufstehen alle Rollos und lüfte dein Zimmer einmal komplett durch.

WOCHE 3:

DU ÄNDERST DICH UND DEIN UMFELD

Letzte Woche hast du dich von Dingen verabschiedet, die du nicht mehr brauchst. Fange diese Woche an, jenen Momenten Aufmerksamkeit zu schenken, in denen du dich großartig fühlst.

VORABEND-INSPIRATION

Mit Dankbarkeit bringst du mehr Fülle in dein Leben, denn du richtest deinen Blick auf das Positive. Auf das, was bereits vorhanden ist, und nicht auf das, was dir fehlt. Dadurch erfährst du automatisch Glücksgefühle. Schreibe während dieser Woche jeden Morgen drei Dinge auf, für die du dankbar bist. Dankbarkeit versetzt dich in die Lage zu haben, statt zu wollen. Nimm wahr, was du hast, statt dich auf das zu konzentrieren, was du nicht hast.

NEUE WOCHE, NEUE ZIELE

Vielleicht möchtest du in deinem Tagebuch eine ganze Seite vollschreiben mit Dingen, die du absolut liebst. Liebe ist eine magnetische Kraft, die eine unglaubliche Herzensgüte in deine Zeilen hineinzieht. Liebe lässt uns strahlen. Nimm die Liebe wahr und lade sie zum Frühstück ein. Gib deinen »Lieblingen« Bestätigung, ganz egal, wie klein und unbedeutend sie dir vielleicht erscheinen.

IM FOKUS: LIEBE

Das Aufschreiben erinnert uns daran, wie viele schöne Dinge wir tagtäglich erleben, wenn wir unseren Blick dafür schärfen. Versuche dich auch in deine neue Morgenroutine zu verlieben. Was ist besonders schön an deiner neu gewonnenen Morgen-Zeit? Schreibe es auf.

AFFIRMATION

Ich liebe es, wie wunderbar ich mich fühle, bin ganz im Moment und teile dieses Gefühl mit meinem Umfeld.

MEDITATION: ICH LÄCHLE

Diese Woche üben wir deine »Ich-lächle-Meditation«. Vielleicht ist dir gerade gar nicht danach zu lächeln. Versuche es trotzdem. Auch ein künstliches oder schiefes Lächeln erzielt einen biologischen Effekt. Denn deine Gesichtsmuskeln, die sich zwischen Augen und Wangen befinden, drücken in dem Moment, in dem du lächelst, auf den Nerv, der deinem Gehirn eine fröhliche Stimmung vermittelt.

Konzentriere dich auf dein Lächeln. Verstärke es, indem du deine Mundwinkel höher und höher ziehst. Je höher der Druck, desto intensiver die Wirkung. Wiederhole die Übung. Bald spürst du eine beruhigende und entspannende Wirkung.

Diese kurze Meditation kostet dich nur ein Lächeln. Und ganz gleich, wo du dich befindest und wie stressig der Moment sein mag, du lächelst das Unangenehme einfach weg. Nicht selten starten wir in Tage, die kummervolle Gedanken auslösen. Ängstlich und verkrampft widmen wir uns den anfallenden Aufgaben und arbeiten nur auf halbem Level. Das muss nicht sein. Diese Woche lächelst du auch in kniffligen Situationen.

YOGA: ÖFFNE DEIN HERZ

Lasse uns deine morgendliche Yogapraxis erweitern: Zu Sonnengrüßen und Katze – Kuh kommen jetzt Rückbeugen. Zur Erinnerung: Rückbeugen sind Asanas, bei denen die Brustwirbelsäule nach hinten gestreckt wird. Dadurch öffnen sich dein Brust- und Herzbereich und die Lungen. Die Brustwirbelsäule wird beweglicher, die vordere Muskulatur dehnt sich und gleichzeitig wird die Rückenmuskulatur gekräftigt. Klas-

sische Rückbeugen sind die Kobra, der Fisch oder die Schulterbrücke. Mit diesen Positionen verbesserst du die Versorgung mit Sauerstoff, sie machen so richtig munter – und sie öffnen dein Herz.

SOULFOOD ZUM START IN DEN TAG

Gesunde Brownies (Seite 109) oder Muffins (Seite 107) wären diese Woche eine schöne Abwechslung. Und sie halten einige Tage, sprich: Dir bleibt morgens mehr Zeit. Falls du nicht jeden Morgen dasselbe frühstücken möchtest: Ich schneide meine Brownies am zweiten oder dritten Tag in kleine Würfel, fülle sie in eine Schüssel oder ein Glas, und dann gibt es dazu Kokosjoghurt und frische Früchte. So köstlich! Und ja: davor ein Glas lauwarmes Zitronenwasser.

EIN KLEINER ZUSATZTIPP

Nimm eine Wechseldusche! Ich habe die Vorteile einer kalten Dusche ja bereits beschrieben. Vielleicht hast du sogar schon ausprobiert, kalt zu duschen. Versuche dich diese Woche den Wechselduschen anzunähern. Eine morgendliche Wechseldusche hilft dir nicht nur dabei, deinen Kreislauf anzuregen und schnell wach zu werden. Du stärkst auch dein Immunsystem und deine Gefäße, wodurch du nicht mehr so schnell frierst.

WOCHE 4:

DURCHHALTEN! DRANBLEIBEN!

Juhu, Halbzeit! Vielleicht ist dir nach feiern zumute, vielleicht ist das Gegenteil der Fall und du bist genervt und reizbar. Unter Umständen bist du auch mal so richtig schlecht gelaunt, weil der Wecker jetzt immer so früh läutet. Sich neue Routinen anzugewöhnen, ist anstrengend, und dranzubleiben mühsam. Nimm dir in dieser Woche bewusst Zeit und gehe deine Tage so entspannt wie möglich an.

VORABEND-INSPIRATION

Bestärke dich vor dem Spiegel mit netten Worten. Bist du dir eigentlich bewusst, was du gerade morgens über dich denkst? Sind deine Gedanken über dich eher positiv oder negativ? Gehst du mit dir selbst so liebevoll um wie mit anderen Menschen? Oder vermeidest du den Blick in den Spiegel morgens zur Sicherheit? Nicht nur deine Mitmenschen haben nette Worte verdient. Auch du solltest dich im Alltag nicht vernachlässigen. Ergänze diese Woche deine Morgenroutine, indem du dir vorm Spiegel ein paar ehrlich gemeinte Komplimente machst. Denn das tun wir viel zu selten.

Was magst du besonders an dir? Worauf kannst du stolz sein? Es ist auch unheimlich kraftvoll, dir vorm Spiegel tief in die Augen zu schauen und zu sagen: Ich liebe dich. Aus tiefstem Herzen. Vielleicht fühlt es sich seltsam an, aber du stärkst damit dein Selbstwertgefühl und wirst mit dieser Morgenroutine immer mehr lernen, dich selbst zu akzeptieren. Selbstliebe ist der erste Schritt,

um anderen Menschen Liebe entgegenbringen zu können und dein authentisches Ich zu entfalten. Ein unheimlich schönes Gefühl.

AB GEHT'S IN DIE ZWEITE HÄLFTE!

Mache eine Bestandsaufnahme deiner letzten drei Wochen: Was läuft schon ganz automatisch, wo möchtest du deinen Fokus verstärkt hinlenken? Schreibe dir Tipps in dein Tagebuch, die dir in den nächsten drei Wochen helfen können. Achte darauf, dich freundlich auszudrücken. Wenn du mit dem Schreiben fertig bist, gönne dir etwas Schönes.

IM FOKUS: TUE DIR GUTES

Belohne dich für die ersten drei Wochen. Wie wäre es, eine Massage zu buchen? Eine morgendliche Yogastunde mit einer Freundin? Oder ein Brunch-Date mit deinem Herzensmenschen am Wochenende? Fülle deine Freizeit mit schönen Erlebnissen. Am Ende unseres Lebens sind die Erinnerungen daran alles, was uns bleibt. Schaffe dir möglichst viele.

AFFIRMATION

Wenn ich mich konzentriere, kann ich alles machen, was ich will. Ich bin stark. Ich halte durch.

MEDITATION FÜR UNTERWEGS

Fährst du mit Bus oder Bahn in die Arbeit oder auf die Uni? Dann habe ich diese Woche eine »Meditation to go« für dich.

Deine Augen sind während der Fahrt geöffnet. Lockere deine Schultern und Arme. Sitze ganz entspannt.
Nimm die Bewegung des Fahrzeugs wahr. Dein Körper spürt dieser Bewegung nach. Lasse dich einfach treiben und bewege dich im selben Rhythmus hin und her.
Du atmest ruhig. Achte auf deinen Körper, wenn das Fahrzeug langsam anhält oder plötzlich stoppt.
Ähnlich einem Tanz bewegst du dich zu einer Melodie und spürst in deinen Körper hinein.

Du kannst jederzeit meditieren, ganz gleich an welchem Ort. Entscheidend ist nur, dass du dich auf den Moment einlässt. Du musst dabei nicht perfekt sein oder etwas erreichen wollen. Sei geduldig und sanft mit dir. Mit der Zeit führen die kurzen Meditationen zu wesentlich mehr Gelassenheit. Deine Konzentration wächst und du behältst den Überblick.

YOGA: TWISTE DICH WACH!

Sonnengrüße, Katze – Kuh, Rückbeugen. Deine morgendliche Yogapraxis wächst. Diese Woche erweitern wir um Drehungen. Yogische Drehungen verdrehen dir nicht den Kopf, sondern bewirken das Gegenteil: Sie bringen Klarheit, Stabilität und Ruhe. Gedrehte Positionen beleben den gesamten Körper. Sie regen den Stoffwechsel an, stärken die Bauch- und Rückenmuskulatur, kräftigen und massieren die Verdauungsorgane, also etwa Leber und Niere, und regen so die Entgiftung an. Drehungen wirken stark ausgleichend, weil sie alle Energiebahnen aktivieren, Blockaden lösen und so die Energie wieder gleichmäßig fließen kann. Und wenn du morgens etwas brauchst, dann ist das Energie für den Tag. Das Krokodil kannst du vielleicht gleich im Bett vor dem Aufstehen machen. Einmal nach links und rechts ausdrehen tut so gut! Mit dem Drehsitz könntest du diese Woche deine Morgenpraxis beenden.

»TUE DEINEM LEIB GUTES, DAMIT DEINE SEELE LUST HAT, DARIN ZU WOHNEN.«

TERESA VON ÁVILA

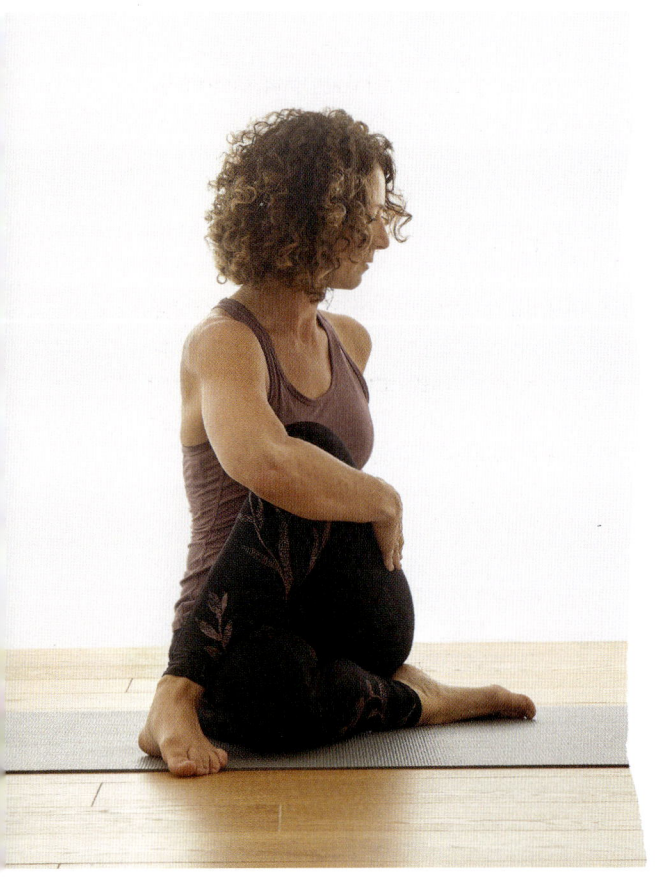

Drehungen wirken ausgleichend, weil sie die Energiebahnen aktivieren, und lösen Blockaden.

SCHNELL UND GESUND

Diese Woche soll es schnell gehen. Gerade wenn du vielleicht schon etwas genervt bist. Vorschlag: Du bereitest dir diese Woche Granola (Seite 108) zu und mischt es morgens mit frischen Früchten und Kokosjoghurt oder Mandelmilch. Geht easy, superschnell und schmeckt herrlich. Und ja: Zitronenwasser nicht vergessen!

EIN KLEINER ZUSATZTIPP

Lege deine Lieblingsmusik auf oder schalte deinen Lieblingsradiosender ein und tanze durch die Wohnung. So ausgelassen wie möglich! Musik macht gute Laune und Tanzen glücklich. So kannst du motiviert und gut gelaunt in deine Tage starten!

WOCHE 5:

ES WIRD LEICHTER. ES WIRD GEWOHNHEIT

Gerade wenn es gut läuft, achtet man manchmal nicht mehr auf Kleinigkeiten. Versuche, deinem Körper diese Woche wieder ein wenig mehr Achtsamkeit zu schenken.

VORABEND-INSPIRATION

Seinen Morgen umzugestalten verursacht in den ersten Wochen Stress. Auch wenn es positiver Stress ist. Unter psychischen Belastungen beißen sich Gedanken fest, auch dein gesamter Körper ist angespannt. Letzteres zeichnet sich zum Beispiel durch eine schlechte Körperhaltung aus, die langfristig besonders häufig zu Rückenschmerzen, Schulterschmerzen oder Nackenschmerzen führen kann. Atme daher tief ein und aus und achte auf deinen Körper. Wie fühlt er sich an? Ist er an einigen Stellen verspannt? Dann atme nochmals tief in diesen Bereich hinein und dehne die verspannte Stelle.

ES LÄUFT GUT –

UND WEITER!

Der Wecker läutet 20 Minuten früher. So what! Mittlerweile hast du dich daran gewöhnt und freust dich vielleicht schon beim Munterwerden auf das gute Gefühl nach deiner Zeit auf der Yogamatte. Klopf dir selbst auf die Schulter! Es läuft! Umarme

dich – und zwar wirklich. In den letzten Wochen hast du deine Komfortzone verlassen und viele Veränderungen durchgezogen. Das ist großartig.

IM FOKUS: DU

Egal was du gerade machst, halte kurz inne. Strecke deinen Körper, und während du deine Arme fallen lässt, atme ganz aus. Dann umarme dich. Sage dir drei Mal: Ich bin wunderbar! Denn: Du bist wunderbar!

AFFIRMATION

Ich habe jetzt Gesundheit, spirituellen Reichtum und Glück. Ich bin kostbar und ich habe viel zu geben. Die Welt braucht mich.

MEDITATION: SPÜRE DEINE VERBUNDENHEIT

Ja, du bist nach fünf Wochen auf dem richtigen Weg und spürst wahrscheinlich schon richtig viel neue Energie in dir. Das Lob, das du von mir bekommen hast (und ich lobe dich gleich noch mal) hast du dir echt verdient. Jetzt geht es darum, nicht »abzuheben«, deine Bodenhaftung nicht zu verlieren. Deshalb schlage ich dir diese Woche zwei Meditationen vor, die dich deine Verbundenheit spüren lassen. Eine Gegenstands- und eine Erdungs-Meditation.

Du suchst dir einen Gegenstand, der sich auf Augenhöhe befindet. Betrachte diesen Gegenstand und konzentriere dich darauf, ohne zu bewerten.
Oder:
Verharre still und spüre, wie sich deine Beine auf dem Boden anfühlen. Konzentriere dich darauf und atme mehrmals tief ein und aus.

YOGA: BEUGE DICH VOR

Wir alle sitzen zu viel. Ein Problem unserer Generation. Deshalb ist bei den meisten die Oberschenkelrückseite verkürzt. Vor allem morgens auf der Yogamatte merkt man das sehr deutlich. Eigentlich schon bei der ersten Vorbeuge des Sonnengrußes. Stimmt's?

Mache deshalb in dieser Woche deinen ersten Sonnengruß ganz langsam. Wiederhole die Abfolge Vorbeuge – halbe Vorbeuge – Vorbeuge fünf Mal und steige dann erst zurück in die Planke. Auch im herabschauenden Hund kannst du die Dehnung verstärken. Bleibe für etwa eine Minute im herabschauenden Hund im Dog Walk: Steige von einem Bein aufs andere und dehne die Rückseite deiner Beine. Vor dem Drehsitz könntest du deine Praxis durch eine sitzende Vorwärtsbeuge erweitern. Diese Position macht die Oberschenkelbeuger und Wadenmuskeln flexibler. Zusätzlich wird durch die Vorwärtsbewegung die Wirbelsäule gestreckt und das Hüftgelenk gestärkt.

URLAUB AUF DEM TELLER

Diese Woche frühstückst du exotisch. Nach dem Zitronenwasser und deiner Zeit auf der Yogamatte gibt es zum Beispiel Chiapudding mit frischen Früchten (Seite 106). Ist gesund und schmeckt köstlich!

EIN KLEINER ZUSATZTIPP

Verabrede dich zum Morgensport. Wie wäre es, die Yogapraxis mit einer Freundin auf einer Wiese in einem Park auszuführen oder kurz nach Sonnenaufgang eine Runde zu laufen? Sich gemeinsam zu bewegen macht Spaß, bringt gute Laune und motiviert.

WOCHE 6:

WARUM EIGENTLICH AUFHÖREN?

Dein neuer Morgen hat sich bewährt. Jetzt musst du einfach nur weitermachen ... und jeden Moment, jede Kleinigkeit genießen. Gerade in Woche 6 kannst und darfst du auch so richtig stolz auf dich sein.

VORABEND-INSPIRATION

Schreibe dir selbst einen Brief an dein künftiges Ich. Wie wird es dir in einem halben Jahr mit deiner neuen Morgenroutine gehen? Was hat sich durch deine neue Art in den Tag zu starten für dich verändert? Male dir deinen neuen Morgen und deine neu entdeckte positive Energie und Lebensfreunde so detailgetreu wie möglich aus. Dann klebe den Brief zu und bitte eine Freundin oder ein Familienmitglied, dir den Brief in etwa einem halben Jahr zu schicken. Mit der Post. Ohne etwas dazu zu sagen.

DU HAST ES FAST GESCHAFFT!

Ja, du bist in der Zielgeraden. Deine neue Morgenroutine geht dir mittlerweile leicht von der Hand. Standing Ovations! Ich mache die Welle für dich! Jetzt gilt es dranzubleiben und einfach weiterzumachen.

IM FOKUS: NEUES LEITBILD

Du könntest dir in dieser Woche deine neu gewonnene Routine Schritt für Schritt aufschreiben. Wie sieht sie jetzt aus? Formuliere sie als dein persönliches Leitbild, das dich ab sofort begleiten soll. Es soll dich immer daran erinnern, was du tust und warum.

AFFIRMATION

Ich bin die Chefin/der Chef meines Morgens. Meine neue Routine schenkt mir Gesundheit und Energie. Mir geht es gut und deshalb bleibe ich dabei.

MEDITATION: DANKBARKEIT FÜHLEN

Diese Woche solltest du nicht nur stolz auf dich sein, sondern dir selbst auch danke sagen. Das hast du richtig gut gemacht. Wie wäre es mit einer Dankbarkeitsmeditation?

Setze dich bequem hin und atme ein paar Mal tief durch.
Deine Aufmerksamkeit richtet sich auf deinen Körper und auf deinen Atem.
Spüre, wie Herz, Bauch und Hirn miteinander verbunden sind.
Atme tief in deinen Bauch hinein. Beim Einatmen formulierst du in Gedanken: »Ich bin dankbar für ...«, beim Ausatmen sagst du dir, wofür du dankbar bist. Setze die Meditation so lang fort, wie du möchtest.
Mit jedem weiteren Atemzug verstärkt sich das Gefühl von Dankbarkeit und Glück. Fühle in dein Herz und beende die Meditation mit einem Lächeln.

YOGA: DEIN NEUER MORGEN-FLOW

Hast du die drei Yoga-Flows, die ich für dich aufgenommen habe, schon ausprobiert? Je nachdem, wie viel Zeit du jetzt in deinem neuen Morgen hast: Stelle dich auf deine Matte und starte mit »Finde deine innere Kraft« oder dem »Sonnen-Flow zum Start in den Tag«.

ZEIT FÜR BELOHNUNG

Es ist Zeit zu feiern! Backe einen veganen Apfelkuchen oder Waffeln (Seite 112) zum Frühstück. Du hast es dir verdient. Und: Trinke weiter dein Zitronenwasser!

EIN KLEINER ZUSATZTIPP

Nach fünf erfolgreichen, standhaften Wochen brauchst du keine Tipps mehr von mir. Du hast deinen Morgen gut durchorganisiert und perfekt im Griff.

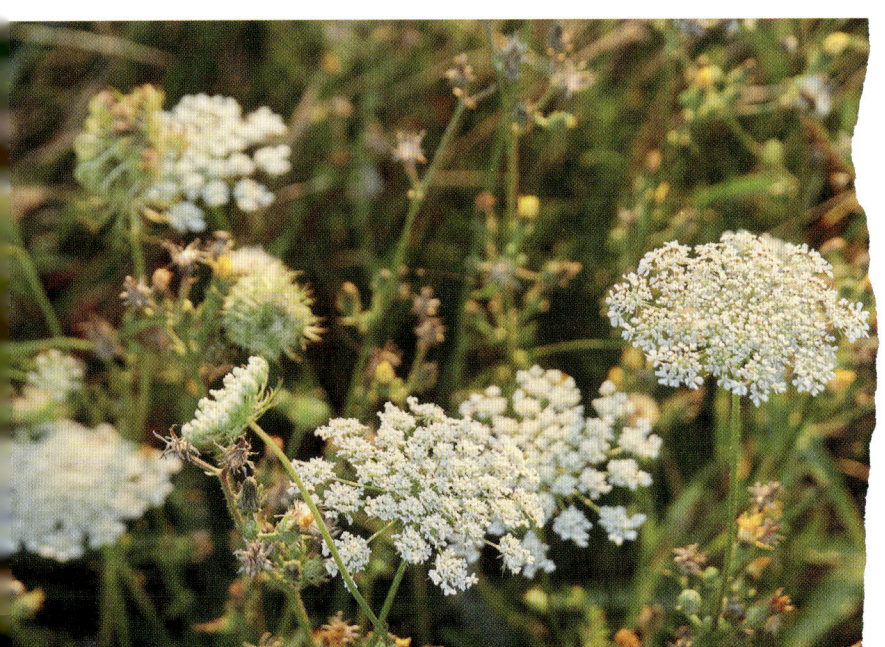

Dankbarkeit macht die Seele mild und das Herz weit. Jetzt ist es Zeit, dir selbst danken, denn du hast deine sechs Wochen geschafft!

»DU SELBST BIST DIE VERÄNDERUNG, DIE DU DIR FÜR DIE WELT WÜNSCHT.«

GANDHI

UND ZUM SCHLUSS ...

... möchte ich dir DANKE sagen! Danke, dass du dich mit mir auf Entdeckungsreise durch meinen und deinen Morgen begeben hast. Vielleicht gehört Yoga ja jetzt auch zu deiner täglichen Routine. Vielleicht hast du einen ganz neuen Morgen für dich gestaltet, der dich täglich mit Energie volllädt. Das ist wunderbar!

Natürlich wird es Phasen geben, in denen du aus dem Tritt kommst (geht mir genauso): Mal bist du vielleicht auf Urlaub oder krank oder sonst etwas Unvorhergesehenes passiert, das dich deine neue Morgenroutine durchbrechen lässt. Dann gilt es zu ihr zurückzufinden. Zücke deinen Kalender und trage dir den Neustart dick und fett ein. Und dann bleib dran! Hake einen Tag nach dem anderen ab und du wirst sehen, es wird nur ein paar Tage dauern (und keine sechs Wochen!), und du hast deine geliebte Routine wieder und mit ihr den magischen Yoga-Glow. Und er bleibt, egal wie sehr das Leben rund um dich gerade tobt. Ist es dir schon aufgefallen? Wenn du selbst strahlst, strahlt die Welt zurück.

Ich habe mit meinem neuen Morgen so viel geschenkt bekommen. Weit mehr, als »nur« meine Autoimmunkrankheit mit Yoga in den Griff zu bekommen. Das war der Anfang. Jetzt ist auch mein Geist gesunder und klarer – und ich fühle mich rundum wohl in meiner Haut. Das wünsche ich mir auch für dich – von ganzem Herzen.

Namasté.

WENN DU MEHR WISSEN WILLST

LITERATUR UND LINKS

Meinen Yoga-Onlinekurs, mein Yogastudio, Infos zu Yoga-Retreats, Workshops mit mir und weiterführende Literatur zum Buch findest du auf www.yogamotion.at
Du kannst auch gern Kontakt aufnehmen: mail@yogamotion.at

INTERVIEWPARTNER UND -PARTNERINNEN

Nancy Krüger und ihre Yogalehrer-Ausbildungen findest du auf ihrer Homepage: www.happydots.yoga

Nina Hartmann, ihr aktuelles Kabarettprogramm und Termine findest du auf www.ninahartmann.at

Mehr zu Julia Dujmovits findest du auf ihrer Homepage www.beyourgold.at und alles zu ihrer App auf www.remindcompany.com

Jakob Horvat, seine Mentorings, Coachings und Meditationen findest du auf www.jakobhorvat.com und in seinem Blog, Videoblog und Podcast auf www.thousandfirststeps.com

Psychologin Isabella Haltmeyer erreichst du über www.isabella-haltmeyer.at

Mehr zu Tina Maria Verdi und ihr Programm Alpen.Kraft erfährst du auf www.alpenhaus-gastein.at/de/alpen-kraftretreats

LIEBE LESERIN, LIEBER LESER,

hat Ihnen dieses Buch gefallen? Dann freuen wir uns über Ihre Weiterempfehlung! Erzählen Sie in Ihrem Freundeskreis davon, in Ihrer Buchhandlung, oder bewerten Sie es online.
Wollen Sie weitere Informationen zum Thema? Möchten Sie mit der Autorin in Kontakt treten?
Wir freuen uns auf Austausch und Anregung unter leserstimme@styriabooks.at
Inspiration, Geschenkideen und gute Geschichten finden Sie auf www.styriabooks.at

© 2021 by Kneipp Verlag
in der Verlagsgruppe Styria GmbH & Co KG
Wien – Graz
Alle Rechte vorbehalten.
ISBN 978-3-7088-0792-8

Bücher aus der Verlagsgruppe Styria gibt es in jeder Buchhandlung und im Online-Shop www.styriabooks.at

Covergestaltung: Julia Hollweck
Layout und Satz: Julia Hollweck
Fotos: Petra Kamenar
Illustrationen: Astrid Fuchs-Levin
Lektorat: Inge Fasan
Projektleitung: Jasmin Parapatits

Druck und Bindung: DZS Grafik
Printed in the EU
7 6 5 4 3 2 1